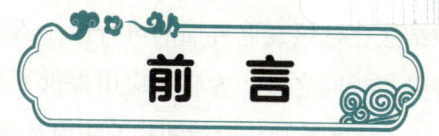

# 前言

在中医治疗体系中,软坚散结法是一种重要的治疗方法。它不仅在临床治疗与"坚""结"类疾病时发挥着不可或缺的作用,也是中医辨证论治的具体体现。随着现代社会生活节奏的加快以及工作压力的加大,人们的生活环境也逐渐受到影响。诸如饮食不规律、缺乏锻炼等不良生活习惯愈发普遍。这些因素都有可能导致以肿瘤、结节、硬化、息肉等为病理特征的与"坚""结"相关疾病的发病率逐渐上升,成为现代人健康的重要威胁。

在现代社会中,"坚""结"类疾病的表现形式多样,宏观上如甲状腺结节、乳腺增生、子宫肌瘤等,微观上如动脉硬化、肝纤维化等,均体现出了这种病理特征的普遍性和复杂性。在这些疾病的发展演变过程中,病理产物如瘀血、痰浊等逐渐形成,并与外邪相互粘黏、交织形成病理环路,并互为因果关系。这些因素会导致正气耗损,久而久之,病理状态就会呈现出坚固化趋势,无法单纯依赖清热解毒、活血化瘀等方法来解决。因此,软坚散结法应运而生,并逐渐受到临床医生的重视与广泛应用。

软坚散结法以其独特的疗效,直接作用于"坚""结"类疾病的病灶,缓解症状并逐渐使病变消散。在这样的背景下,我们编写了《实用中医软坚散结方》一书。本书旨在提高软坚散结法在临床应用中的疗效,帮助医务工作者更好地理解和运用这一治疗方法。书中将从多个维度,系统阐述软坚散结法的基本理论框架,并详细梳理了软坚散结法的理论发展与经典方剂。

本书分为上、下两篇。上篇涵盖软坚散结法的基本概述,具体包括软坚散结法的发展历程、内涵、外延以及药性特点。在临床应用方面,不仅梳理了软坚散结法在延缓衰老方面的可行性，还介绍了软坚散结法与活血化瘀法的差异与相同之处，为临床应用提供了参考与借鉴。在临床研究中，深入分析了软坚散结法所治病症的病因及病机。

下篇则专注于经典方剂的整理与分析，涵盖了以肿瘤、结节、癥瘕、增生、硬化、腺瘤、息肉、纤维化、关节炎及其他类常见病、疑难病共53种。书中详细介绍了每个病症对应的方剂、用法、功用及适应证，具有较强的临床参考价值和指导意义。本书旨在促进中医软坚散结法的传播与发展，增强医务工作者对"坚""结"类疾病的认识和理解，推动相关治疗方法的广泛应用与深入研究。

在理论方面，本书的编写充分体现了理论与实践体系的系统性，注重基础与临床知识的有机结合。通过对软坚散结法的概念、原理、治法、方药等方面进行深入阐述，旨在清晰呈现该法的核心思想与实际应用价值。书中还特别强调理论建构的清晰性，使读者能够全面理解软坚散结法的背景及其在现代医学中的适用性。

在内容方面，本书覆盖面广，立足于疾病的实际需求，涵盖了多种常见病、疑难病，甚至包括一些目前尚无有效治疗手段和相关理论基础的罕见病。本书还特别注重治疗手段的有效性，确保内容贴合临床实际，能够为医生的临床处方用药提供直接指导。通过深入分析和整合各种临床案例，本书力求为中医临床工作者提供宝贵的参考和实用的工具。

我们期望本书不仅能够成为广大医务工作者的重要参考书籍，也可以为更多患者的康复提供有力的支持与帮助。在此，我们要诚挚感谢所有参与本书编写、审核和出版的专家学者、医务工作者及相关研究者。正是因为你们的辛勤付出和智慧结晶，才使本书得以顺利完成。

在未来的实践中，我们将继续关注软坚散结法的研究与临床应用，并致力于不断探索和创新，以更好地应对日益复杂的健康挑战，推动中医药事业的持续进步与发展。

# 实用中医软坚散结方

**提高健康理念，增强防病意识**

王卓君 ◎ 主编

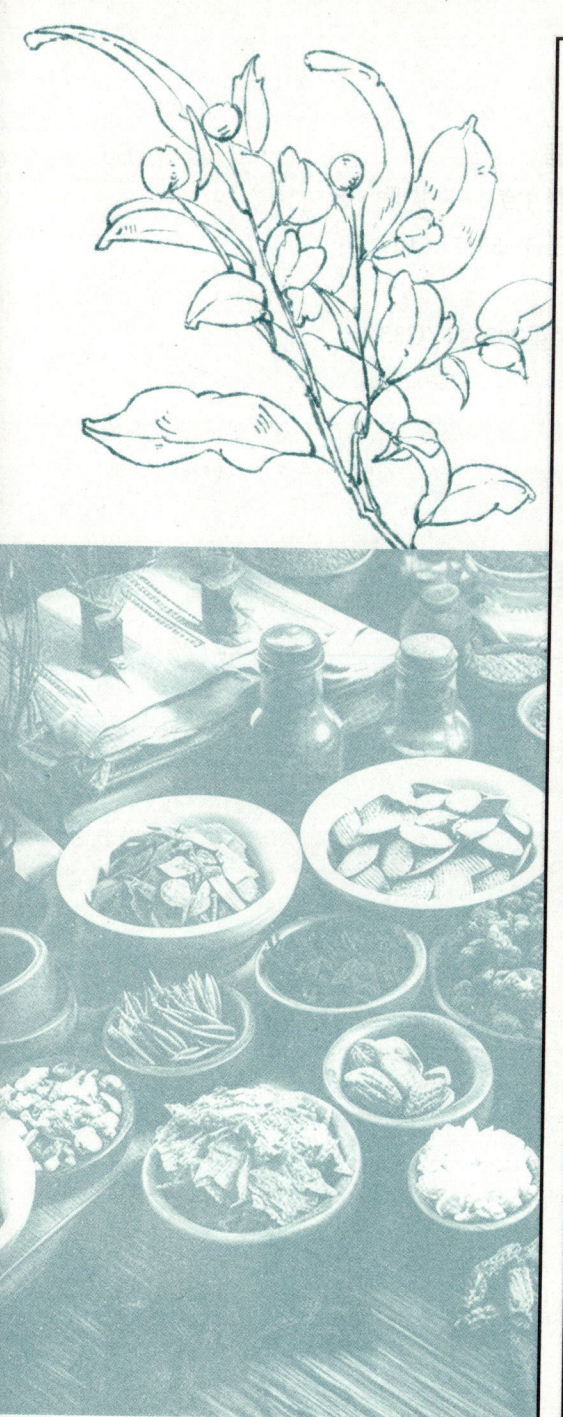

云南科技出版社
·昆明·

## 图书在版编目（CIP）数据

实用中医软坚散结方 / 王卓君主编. -- 昆明：云南科技出版社, 2025. -- ISBN 978-7-5587-6169-0

Ⅰ. R243

中国国家版本馆CIP数据核字第202544YC33号

**实用中医软坚散结方**

SHIYONG ZHONGYI RUANJIAN SANJIE FANG

王卓君　主编

出 版 人：温　翔
责任编辑：赵敏杰
特约编辑：郁海彤　安中玉
封面设计：李东杰
责任校对：孙玮贤
责任印制：蒋丽芬

| 书　　号：ISBN 978-7-5587-6169-0
| 印　　刷：三河市南阳印刷有限公司
| 开　　本：710mm×1000mm　1/16
| 印　　张：12
| 字　　数：155千字
| 版　　次：2025年1月第1版
| 印　　次：2025年1月第1次印刷
| 定　　价：59.00元

出版发行：云南科技出版社
地　　址：昆明市环城西路609号
电　　话：0871-64192481

版权所有　侵权必究

# 目 录

## 上篇 软坚散结法的基本概述

### 第一章 软坚散结法的理论发展 ········· 2

第一节　软坚散结法的发展 ············ 2

第二节　软坚散结法的内涵 ············ 4

第三节　软坚散结法的外延 ············ 6

第四节　软坚散结法的药性特点 ········ 8

### 第二章 软坚散结法的临床应用 ········· 11

第一节　软坚散结法与延缓衰老 ········ 11

第二节　软坚散结法与活血化瘀法 ······ 16

### 第三章 软坚散结法的临床研究 ········· 20

第一节　软坚散结法所治病症的病因 ···· 20

第二节　软坚散结法所治病症的病机 ···· 23

## 下篇　软坚散结法的经典方剂

### 第一章　肿瘤类方 …… 26

第一节　肝　癌 …… 26
第二节　胃　癌 …… 29
第三节　肺　癌 …… 32
第四节　胰腺癌 …… 37
第五节　食管癌 …… 39
第六节　乳腺癌 …… 43
第七节　大肠癌 …… 47
第八节　宫颈癌 …… 50
第九节　膀胱癌 …… 53
第十节　甲状腺癌 …… 56

### 第二章　结节类方 …… 59

第一节　肺结节 …… 59
第二节　乳腺结节 …… 61
第三节　淋巴结节 …… 62
第四节　甲状腺结节 …… 64

### 第三章　癥瘕类方 …… 68

第一节　宫颈炎 …… 68
第二节　卵巢囊肿 …… 71
第三节　子宫肌瘤 …… 73

第四节　慢性盆腔炎 …………………………… 76
　　第五节　输卵管阻塞 …………………………… 79
　　第六节　子宫内膜异位症 ……………………… 81

## 第四章　增生类方 …………………………………… 85

　　第一节　乳腺增生症 …………………………… 85
　　第二节　骨质增生症 …………………………… 88
　　第三节　前列腺增生症 ………………………… 91

## 第五章　硬化类方 …………………………………… 95

　　第一节　肝硬化 ………………………………… 95
　　第二节　硬皮病 ………………………………… 99

## 第六章　腺瘤类方 …………………………………… 102

　　第一节　甲状腺腺瘤 …………………………… 102
　　第二节　乳腺纤维腺瘤 ………………………… 105

## 第七章　息肉类方 …………………………………… 107

　　第一节　胃息肉 ………………………………… 107
　　第二节　鼻息肉 ………………………………… 109
　　第三节　结肠息肉 ……………………………… 111
　　第四节　胆囊息肉 ……………………………… 113
　　第五节　声带息肉 ……………………………… 116

## 第八章　纤维化类方 ………………………………… 118

　　第一节　肝纤维化 ……………………………… 118

第二节 肺间质纤维化 …………………………… 120

## 第九章 关节炎类方 …………………………… 124

第一节 骨关节炎 ………………………………… 124
第二节 痛风性关节炎 …………………………… 127
第三节 风湿性关节炎 …………………………… 130
第四节 类风湿关节炎 …………………………… 133
第五节 强直性脊柱炎 …………………………… 136

## 第十章 其他类方 ……………………………… 140

第一节 疣 ………………………………………… 140
第二节 痤疮 ……………………………………… 143
第三节 骨折 ……………………………………… 147
第四节 不孕症 …………………………………… 149
第五节 脂肪肝 …………………………………… 153
第六节 心绞痛 …………………………………… 157
第七节 银屑病 …………………………………… 160
第八节 肩周炎 …………………………………… 164
第九节 高脂血症 ………………………………… 167
第十节 心律失常 ………………………………… 170
第十一节 骨质疏松症 …………………………… 173
第十二节 静脉曲张 ……………………………… 177
第十三节 慢性胆囊炎 …………………………… 179
第十四节 肾病综合征 …………………………… 182

上篇

○ 软坚散结法的基本概述

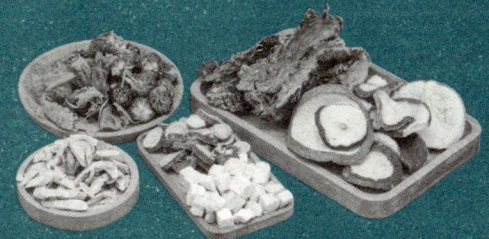

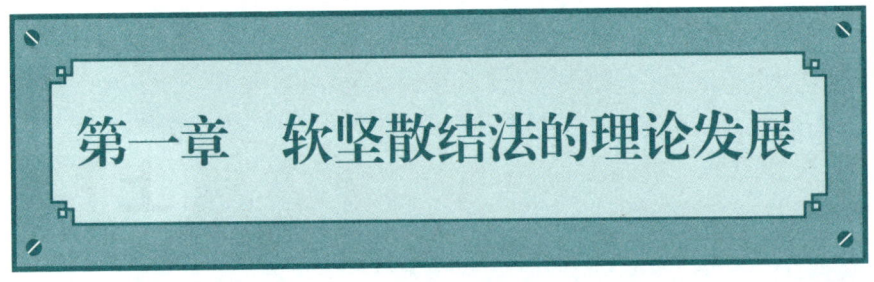

## 第一节 软坚散结法的发展

软坚散结法,是指运用具有行气活血、软坚散结作用的方药或相关疗法,主要以治疗气血瘀滞等所致瘿瘤、癥积病证的治法,具有使结块由坚硬变柔软并逐渐消散的作用。纵观历代医家和典籍关于软坚散结法的详细论述,其历史沿革源流可追溯至秦汉时期。

随着历史的发展,特别是在魏晋南北朝至唐宋时期,软坚散结法在理论和实践方面得到了补充。到了元明清时期,软坚散结法得到了进一步完善。进入近现代后,软坚散结法得到了巨大的创新与发展。如今,软坚散结法不仅在中医领域中占有重要地位,也为现代医疗提供了宝贵的借鉴和参考。

### 1. 软坚散结法理论的萌芽期

先秦、两汉时期,软坚散结法的雏形就已经出现。在这一时期的医学典籍中,就已经出现了"坚"与"结"的病理描述,以及诸如"坚者耎之""结者散之"等相关治法的记载。这一理论的提出,为后世软坚散结法理论的发展奠定了坚实的基础。

软坚散结法最早见于《黄帝内经》,其中虽然没有明确提出"软坚散结法"的名称，但已经提出了"坚者哽之""坚者削之""结者散之"等观点。这就表明，只要有病邪坚实的病理特点，即可用软化、削减的治法；只要有气血痰瘀郁结的病理特点，即可用散结法，确立了后世软坚散结法的理论依据和应用原则。

### 2. 软坚散结法理论的发展期

魏晋南北朝及唐宋时期，软坚散结法的理论体系更加丰富，一些重要医学典籍中出现了大量的软坚散结药物及方剂。这就证明，软坚散结法在这一时期得到了进一步的重视与应用，同时也有力地推动了软坚散结法理论的发展。

软坚散结药物的发展。这一阶段的软坚散结药物品种逐渐丰富。在《本草经集注》《海药本草》中，补充并加载了多种具有软坚散结功效的药物，如琥珀等；在《名医别录》中充实并发展了《本经》原有药物（如海藻等）的效用。

软坚散结方剂的创制。这一阶段在软坚散结法指导下创立的方剂不胜枚举。《外台秘要》中的海藻酒方专门用于治疗瘿病；《太平圣惠方》则针对妇人多年积聚的血气癥块，采用大黄煎进行治疗；《兰室秘藏》中的连翘散坚汤专治瘰疬，覆盖了内科、外科、妇科等多种学科疾病。

### 3. 软坚散结法理论的成熟期

元明清时期，软坚散结法得到了蓬勃发展。在这一时期，许多医家对软坚散结法进行了发挥，使软坚散结法理论日益成熟。医家们结合临床经验，创新性地整合了多种药物，形成了更加系统和完善的治疗方案。在《石室秘录》中，首次系统地提出了"软治法""解治法""散治法"，将软坚、解结、散结上升为治法，并阐释了软坚散结的具体含义。这一系列理论不仅丰富了中医学的治法体系，也为临床实践提供了明确的指导，使软坚散结法在后续的医学发展中得以广泛应用和不断完善。

### 4. 软坚散结法理论的创新

到了近现代时期，许多医家继承并发展了软坚散结法，进一步拓展了其应用范围。他们不仅将这一方法灵活地运用于多种常见病，还将其应用于一些罕见病和疑难病症的诊治，取得了显著的疗效。

软坚散结新方的创制。近现代时期，随着生活方式和环境的变化，人体出现包块、结节、增生等现象愈加常见，引起了医家的广泛关注。在继承古代传统方药的基础上，许多医家结合疾病的发展变化，不断形成了新的中医处方。比如，施今墨的"软坚汤"和印会河的"疏肝散结方"等，为治疗提供了新的选择。这些新方剂的创制，不仅丰富了软坚散结法的理论体系，也彰显了中医在应对现代疾病挑战中的独特价值。

软坚散结法应用范围的拓宽。软坚散结法最初用于治疗癥瘕积聚等结块类病证，具有悠久的历史和丰富的理论基础。国医大师吕仁和首次提出"微型癥瘕"这一概念，之后，现代医家对此概念进行了深入的探讨，将糖尿病微血管并发症、器官纤维化、动脉粥样硬化等疾病纳入微型癥瘕积聚的范畴，并将软坚散结法应用于相关疾病的治疗，扩充了软坚散结法的治疗范围。

## 第二节 软坚散结法的内涵

软坚散结法，是软坚和散结的一种合称。其中，"软"和"散"是方法和手段，"软"有"柔化、软化"之义，"散"有"解散、分散"之义。"坚"和"结"是所治疗的病证,"坚"有"坚硬"之义;"结"指临床上由于气滞、瘀血、痰浊等病理因素缔结交织在一起所形成的坚硬结节之物,如体内息肉、肿瘤、增生等。

软坚散结法属于中医消法的范畴。在古医籍中,对其尚没有明确的释义,其最早的理论记载可追溯至《素问·至真要大论》,"坚者削之""坚者耎之""结者散之""客者除之";对软坚散结法较为接近的阐释见于《石室秘录》中,"软治者,病有坚劲而不肯轻易散者,当用软治",具体阐释了软治法的概念及其治疗的病证;对软坚散结法较为系统完整的阐释多见于《中国大百科全书》中,"消法之一,治疗痰浊、瘀血等结聚而形成结块诸证的治法,有使结块由硬变软逐渐消散的作用,用于瘰疬、瘿瘤以及各种积块等"。

软坚散结法是中医治疗肿块和结节的重要手段,其常用药物包括浙贝母、牡蛎、夏枯草、连翘、海藻、昆布和天花粉等。此外,一些活血祛瘀的药物也具有软坚散结的作用,如大黄和土鳖虫等,其代表方剂如消瘰丸等。对于那些积块日久、不易消除的情况,单靠软坚散结法可能不够,因此还需要结合其他疗法进行治疗。

在临床应用上,软坚散结法主要用于祛邪。当患者正气虚弱时,单纯使用这一方法可能加重其身体负担,导致病情恶化。因此,在应用软坚散结法时,医师需格外谨慎,并根据患者的具体情况,结合扶正方法,以增强其抵抗力和恢复能力。通过正邪并治,力求在消除病邪的同时,维护和提升患者的整体健康状态。

## 第三节 软坚散结法的外延

软坚散结法的外延，是该法在具体临床应用时，依据临床病因病机衍生而成。在临证过程中，软坚散结法往往针对其形成病因病机，辅以不同的治法，如外感邪毒者，当以祛邪；血瘀者，当活血化瘀；气滞者，当行气解郁；痰凝者，当燥湿化痰；热盛者，当清热解毒；食滞者，当消食导滞。

### 1. 软坚散结法与扶正

第一，温阳软坚散结法。多适用于因阳气亏虚、阴寒内生所致的结聚类病证。比如脾胃素虚，恣食生冷，阻遏阳气，虚寒内生，中焦失运，聚湿成痰；或肾阳素虚，温化无权，气不化水，水湿停蓄成痰。日久，寒痰凝滞而结为结核。临床症见痰核皮色不变，伴有酸痛无热、口不渴、畏寒肢冷、舌淡苔白、脉沉等，治宜温阳散寒、软坚散结，常用药有海马等。

第二，益气软坚散结法。多适用于气血亏虚所致的结块类疾病。气血亏虚，气血运行无力，气虚血瘀所致。比如《罗氏会约医镜》言："瘕块者，谓浮假成形，无定处也。皆由气血虚弱，风冷所乘，搏于脏腑，与气血相结而成者也。又有产后恶露未尽，补涩太甚，不用活血去瘀之剂，以致败血停留，久而结聚成块。"此时应益气养血以扶正，软坚散结以祛邪。

第三，滋阴软坚散结法。多适用于肾阴亏虚所致的结聚病证。热病之后，或杂病日久，或素体阴亏，阴液伤耗，虚火内生，炼液为痰，痰凝为结所致。比如《外科证治秘要》言："瘰疬，俗名虚痰，属少阳肝胆等经，多因阴亏肝亢、气郁血燥而结。每生于耳前后，连及颈项下至缺盆及胸腋之侧。初起如豆粒，渐如梅李核。"临床症见结块，伴见阴虚之证，如形体消瘦、五心烦热、潮热盗汗、舌红少津、脉细数等，治宜滋阴清热、软坚散结，常用药有鳖甲、龟板等。

### 2. 软坚散结法与祛邪

第一，活血化瘀软坚散结法。多适用于因瘀血阻滞所致的结块类疾病。瘀血内阻，气血运行受阻，结块乃生。比如《医林改错》言："气无形不能结块，结块者必有形之血也。血受寒则凝结成块，血受热则煎熬成块。"临床症见结块固定、刺痛、入夜尤甚，舌暗，或见瘀斑、瘀点、脉涩等，此时应以活血祛瘀、软坚散结之法以散瘀结，常用药有木鳖子、䗪虫等。

第二，祛风散寒软坚散结法。多适用于寒邪凝结所致的坚积之证。比如《灵枢·百病始生》言："积之始生，得寒乃生，厥乃成积也……血脉凝涩则寒气上入肠胃，入于肠胃则䐜胀，䐜胀则肠外之汁沫迫聚不得散，日以成积。"临床症见结块皮色不变，同时伴见面色白或清、口不渴、舌淡苔白、脉弦紧等。此时应以辛温散结之法以散寒凝之结，常用药有薤白等。

第三，祛痰化湿软坚散结法。多适用于因痰湿凝聚所致的结块类疾病。痰之为物，随气升降，无处不到，痰在经络筋骨，可致瘰疬痰核；停于局部则见肿块、结节。比如《丹溪心法》言："凡人身上中下有块者，多是痰……痰夹瘀血，遂成窠囊。"临床症见结块，表面光滑，按之痛或不痛，形体肥胖、痰多，舌苔腻，脉沉滑，此时以祛痰散结之法治之，常用药有牡蛎、海浮石、青礞石、旋覆花等。

第四，清热润燥软坚散结法。多适用于津液亏虚燥结内生之证，如燥结便秘、咳嗽等，比如《景岳全书》言："秘结证，凡属老人、虚人、阴脏人，及产后、病后、多汗后，或小水过多，或亡血、失血、大吐、大泻之后，多有病为燥结者，盖此非气血之亏，即津液之耗。"临床症见大便干燥、燥咳少痰、皮肤枯瘪、口渴欲饮、舌红、脉细数无力等，此时以散结润燥或软坚润燥法治之。

第五，清热解毒软坚散结法。多适用于热毒内蕴，耗损津液，结聚成积之证。比如刘完素《宣明论方》言："世传冷病，然瘕病亦有热，或阳气郁结，佛热壅滞而坚硬不消者，世传寒癥瘕也。"这表明郁热致积。临床症见结块局部红肿、发热，同时伴见面红、口渴、舌红、脉数等，此时应以泻火散结之法以散热结，常用药有夏枯草、山慈姑、蒲公英、连翘等。

第六，疏肝理气软坚散结法。多适用于气机瘀滞所致的结块类疾病。肝主疏泄，性喜条达，若长期情志不畅，或情绪骤变，致肝气郁结，肝郁则气滞，气滞则津液不运，凝结成痰，以致气郁痰凝而致结块。比如《丹溪心法》言："气血冲和，万病不生，一有佛郁，诸病生焉，故人身诸病多生于郁。"临床症见结肿块部位不固定，按之一般无形，多伴见情志不舒、忧郁悲伤等，此时应以疏肝行气、软坚散结法治等治之。

## 第四节 软坚散结法的药性特点

《素问·脏气法时论》中记载："辛散，酸收，甘缓，苦坚，咸臾。"这句话深刻地揭示了咸味药可软坚、辛味药可散结的特性。掌握中药的性味与功效，不仅是中医理论的重要组成部分，也是临床治疗的实用工具，有助于提高医疗的精准性和有效性。这种系统的药物选择与配伍策略，使中医在处理各种疾病时能够更具灵活性与针对性。

### 1. 咸味药

咸味药的一般特征。从四气属性上看，以寒性最多，约占47.3%，其次为温性，约占29.1%，平性约占20.0%，凉性约占3.6%，无热性药，说明咸味药基本上以寒性、温性、平性为主。从归经属性来看，咸味药以入肝经最多，约占29.4%，肾经次之，约占15.7%，其次是胃经、心经、肺经、脾经、膀胱经、大肠经和胆经。55种咸味药中动物药29种，约占52.7%，植物药16种，约占29.1%，矿物药6种，约占10.9%，其他类4种（树脂及藻菌类），约占7.3%。由此看出，咸味药主要来源于动物，入药部位主要是动物干燥体及贝壳。

"咸软"的临床内涵。"咸软"是指咸味药具有软化包块的功效，可治疗癥瘕、痰核、瘿瘤等结块诸症。中药学理论认为，咸味之药，性浸润，柔软坚凝，使肿块顽痰消散；咸属水，入肾滋肾，使虚火降。咸味能软，包括软坚散结、软坚化痰及软坚化瘀。这样分类更加强调中药软坚散结的侧重点，既可治标，又可治本，并且药用力度有强弱之别。

### 2. 辛味药

辛味药的一般特征。从四气属性上看，其中有71味药性为温或热，为辛温、辛热之品，其功效也大多不离温里散寒、祛散风寒、散寒通络等"温散"和"温通"之效。从归经属性来看，归入各经的分布为脾（胃）经79（64）味、肝经79味、肺经65味、肾经42味、心经31味。辛味药多来源于植物，主要分布于姜科、伞形科、唇形科、芸香科、天南星科、胡椒科等。

"辛散"的临床内涵。"辛散"是指辛味药物具有发散、行气、活血等方面的作用。《素问》中言辛味药"辛散",张元素曾把辛散的功效解释为"辛能散结",主要用于气血阻滞所致的结聚病证。由于"结"是由气滞、血瘀、水液诸邪聚积变化而来的,辛味药可通过行气、行血、化湿浊痰饮、润燥等途径达到"散结"之用。

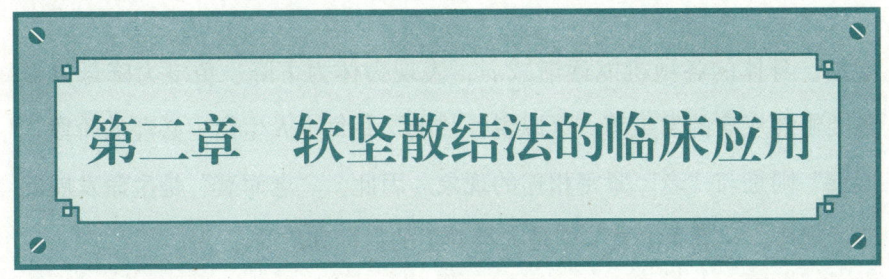

软坚散结法作为中医治疗肿块和结节的传统方法,其在临床上的应用广泛而深远。首先,在延缓衰老方面,软坚散结法展现出显著的独特优势。这一方法通过软化体内结节,促进气血循环,能够有效改善身体的代谢功能。中医理论认为,随着年龄的增长,气血运行逐渐减缓,体内的痰湿和瘀血容易积聚,从而影响健康。软坚散结法通过调理脏腑、平衡阴阳,帮助清除这些内源性病理产物,维持身体的健康状态,从而减缓衰老过程。

其次,将软坚散结法与活血化瘀法结合使用时,其治疗效果更为突出。活血化瘀药物与软坚散结药物的配伍,不仅能够增强散结的效果,还能有效处理因瘀血引发的结块问题。这种综合应用有助于缓解因瘀血造成的疼痛和不适,改善血液循环。通过这种方式,软坚散结法能够为患者提供更加全面和个性化的治疗方案,提升整体疗效,促进康复,从而在临床治疗中发挥重要作用。

## 第一节 软坚散结法与延缓衰老

何谓衰老?它是机体各组织、器官的正常生理功能伴随年龄增长而出现衰退的过程。这一过程是生命发展的自然规律,伴随着年龄的增加，身体的各项机能逐渐减弱，表现为体力下降、免疫力降低以及各类慢性疾病的发生等。可以说，"老"是每个人生命中必经的阶段，"衰"则是与"老"紧密相连的现象。因此，"老而衰"是生命发展的普遍规律，"老而不衰"则是人类养生的目标和追求。

随着经济的发展和医疗技术的进步，老年人口的数量迅速增加，我国已经成为世界上老年人口最多的国家。根据国家统计局2021年第七次全国人口普查数据，60周岁及以上的人口约为2.64亿，占总人口的18.7%；65周岁及以上的老年人口约为1.9亿，占总人口的13.5%。这一数据反映了我国老龄化程度的持续加深，给社会、经济和家庭带来了巨大的压力和挑战。因此，如何有效延缓衰老，积极应对老龄化所带来的各种难题，已成为我国在21世纪广受关注的话题之一。

**1. 衰老的中医病机**

衰老是机体长期的动态变化过程，其特点在于各个生理系统的逐渐衰退和功能减弱。衰老的主要病机可概括为"本虚标实"和"虚实夹杂"。

"本虚"是指衰老及相关老年病发生的生理性因素，是指先天禀赋不足，后天调摄失当，从而导致脏腑功能衰退，阴阳失调，精气血津液亏虚；"标实"是指由于气血运行不畅，津液代谢失常，进而产生气滞、痰浊、血瘀等病理性改变。本虚与标实通常相互作用，本虚导致标实，标实使本愈虚，恶性循环，逐渐导致全身性形态衰惫，多脏器功能减退。

由于衰老的过程缓慢而漫长，气滞、痰浊、血瘀等病理产物日积月累，容易相互胶结形成有形、顽固的"坚结"，这些坚结可能蓄积在脏腑、经络、肌肉之间，成为继发致病因素，进一步壅塞气机，阻碍气血的正常运行。结果是脉道被痹阻，导致局部的血液和气体供应不足，进而影响到身体各个系统的功能。这种影响从局部逐渐扩展到全身，从而加速了衰老的进程。

### 2. 衰老的病理特点

衰老是机体长期的动态变化过程，其特点是各个生理系统的逐渐衰退和功能减弱。随着年龄的增长，机体的细胞、组织和器官逐渐失去再生能力，导致生理功能下降。这些变化不仅影响身体的健康，还可能导致慢性疾病的发生，从而进一步加速衰老过程，"坚结"则是衰老与老年病共有的病理特点。

在《说文解字》中，"坚"有坚硬之义，"结"是指丝线交织在一起不可分解的状态。根据医师的研究，"坚结"被引申为临床上由气滞、血瘀、痰浊等有形实邪交织缔结所形成的坚硬结节，如癥积、结节、体内包块等。在西医中，这些病理状态常表现为影像学上可见的占位性病变以及病理检查所示的纤维组织增生等现象。

"坚结"作为一种核心病理特点，广泛存在于多种老年病中，包括肿瘤、慢性炎症以及其他与衰老相关的疾病。"坚结"的形成往往伴随着气血运行不畅，导致体内环境的进一步恶化。因此，针对"坚结"的治疗，既需要从疏通气血入手，也要考虑调理脏腑功能，以恢复机体的正常状态，减缓衰老进程，提高老年人的生活质量。

此外，皮肤衰老也是当代女性随着年龄增长而极为关心的问题之一。随着衰老的不断加速，皮肤中的胶原蛋白和弹性纤维逐渐减少，从而导致皮肤失去弹性、出现皱纹和色斑。下面以糖尿病、心脑血管疾病和皮肤衰老为例，具体地阐述了老年病及衰老与"坚结"的重要联系。

例一：糖尿病与"坚结"

衰老是糖尿病的高危因素之一，尤其是在老年糖尿病患者中，其症状不典型且并发症和伴发病多。老年患者面临更高的慢性并发症风险，这些并发症的病变往往更加严重，致残率和致死率也显著增加。因此，早期发现和管理显得尤为重要。其中，糖尿病肾病是主要的微血管并发症之一，也是导致终末期肾病的首要原因。

糖尿病肾病的病理表现主要包括肾小球系膜增生、基底膜增厚和 Kimmelstiel-Wilson 结节等。这些病理改变在显微镜下可见，其微观组织形态的变化表现出"假物成形"和"有形可征"的特征。国医大师吕仁和曾提出"微型癥瘕"学说，他认为，糖尿病肾病的发生实质上是消渴病日久不愈、伤阴耗气、痰郁热瘀互相胶结，深伏肾络，痼结难去，形成"微型癥瘕"的过程。因此，理解这一病理过程对于糖尿病肾病的早期预防和治疗具有重要意义。

糖尿病肾病的演变过程在不同阶段表现出不同的病理特征。早期以气阴两虚兼气郁、血瘀、结热为主；中期以气阴两虚兼气郁、血瘀、湿热为主；晚期以阴阳两虚兼血瘀、气郁和浊毒为主，其演变过程与"微型癥瘕"从无形易变之"痕聚"至有形难移之"癥积"的动态微观病机相契合。"微型癥痕"的持续发展会损伤肾脏本身，影响其功能，最终导致多种肾脏疾病的发生。因此，及时识别和干预病机的变化至关重要。

例二：心脑血管疾病与"坚结"

原发性高血压病、缺血性心脏病、脑血管疾病等心脑血管疾病的共同病理基础是动脉粥样硬化。动脉粥样硬化的发生与血管的衰老密切相关，血管衰老会显著增加动脉粥样硬化的易感性。现代医学认为，脂质代谢障碍是动脉粥样硬化病变的基础，其特征在于受累动脉的病变主要从内膜开始，首先表现为脂质和复合糖类的积聚，随之而来的是出血和血栓的形成，这些病理变化会导致纤维组织增生以及钙质沉着。动脉的中层逐渐发生蜕变和钙化，最终导致动脉壁变硬、血管腔变狭窄，严重影响血液循环。

国医大师阮士怡曾提出了"脉中积"的概念，他认为，动脉粥样硬化实质上是脉中物质的积聚。尽管在触诊时可能无法直接感知，但这些"脉中之积"实际上是痰湿、瘀血等有形物质在脉壁上凝滞而形成的病理改变。他将这些有形实邪互结的变化概括为"坚"和"结"两个字，强调了其对血管功能的影响。血管衰老和动脉粥样硬化之间的关系十分密切，二者相互影响、互为因果。

例三：皮肤衰老与"坚结"

皮肤衰老是机体衰老最直观的外在表现。皮肤衰老主要有皮肤晦暗干涩、弹性降低、皱纹丛生、黄褐斑涌现等表现。《灵枢·经脉》中记载："血不流则毛色不泽，故其面黑如漆柴者，血先死。"《本草纲目》中记载："野黯是风邪客于肌肤，痰饮渍于腑脏，即雀卵斑，女人名粉滓斑。"可见其症状与瘀血痰浊内停密切相关。

随着机体逐渐衰老，气血津液亏虚，运行缓慢，久而停留为瘀、为痰，凝滞脉道，阻于腑脏，使身体持续失于濡养，"有诸内必形诸外"。研究发现，当相应脏腑发生病变时，相对应的背俞穴功能带可出现结节或条索。这种结节或条索可以说是"坚结"的一种表现，容易形成病理状态下的阳性反应点，卡压伏行于经脉分肉之间，使气血郁滞无法上达及濡养颜面部，在外表现出不同严重程度的黧黑黄褐之斑，使机体更显衰老之象。

### 3. 延缓衰老的有效手段

由于人体生理病理变化有一定的复杂性，衰老乃至老年病往往虚中夹实。随着年龄的增长，气血流通逐渐受阻，脏腑经络的形体和功能也会受到影响，导致脏腑功能逐渐衰退。气血作为营养运输的主要载体，其顺畅流通是确保脏腑组织和器官得到充分滋养并发挥正常生理功能的关键。因此，保持气血畅通不仅对于维持身体各系统的正常运作至关重要，也有助于延缓衰老过程。

《素问·生气通天论》中提道："是故谨和五味，骨正筋柔气血以流，腠理以密，如是则骨气以精，谨道如法，长有天命。"在中医延缓衰老的理论中，主要有两种主张：第一种主张侧重于补益虚损，强调通过补气血和益脾肾等方法来增强身体的基本功能，以提高机体的整体活力；第二种主张则为攻补兼施，认为在补益虚损的基础上，理气化痰、祛瘀等措施同样不可忽视。无论采取哪种方法，最终的目的都是调和气血，增强脏腑的滋养能力，从而维持身体的正常功能，延长寿命，实现"度百岁而动作不衰"的理想状态。

补益虚损是从"虚则补之"的角度出发，通过扶正气、固本元来延缓衰老的根本治法。而理气化痰、祛瘀则针对体内气滞血瘀和痰浊所导致的病理性衰老，表面上看似攻，实际上是以通为补。此外，针对有形实邪积滞而形成的"坚结"，软坚散结法则更为直接，作用力度更强，十分适合老年人长期积累形成的顽固壅滞。适时运用"软坚散结"，可以有效阻断老年病情的发展，通过疏通壅塞，达到气血通调、营养全身，从而有效延缓衰老。

## 第二节　软坚散结法与活血化瘀法

活血化瘀法，是中医中常见且广泛应用的治疗方法之一。它又被称为活血祛瘀、活血散瘀或活血消瘀法，在中医治疗体系中占据着重要的地位。从字面上理解，活血就是通过多种方式促进血液的流动，增强血液循环；化瘀则是指消除体内因血液滞留而形成的瘀血，以恢复正常的血流状态。活血化瘀法主要针对各种血瘀证，常见症状包括疼痛、肿胀、瘀斑等。

中医理论认为，瘀血是许多疾病发生的重要因素，尤其在老年人及慢性病患者中更为常见。通过活血化瘀，可以改善微循环、减轻疼痛、促进组织的修复与再生。该方法不仅在临床治疗中应用广泛，也为预防各种与血液循环有关的疾病提供了有效的理论依据。通过合理运用活血化瘀法，可以更好地调理身体，提升整体健康水平。

在古代文献中，活血化瘀法与软坚散结法的关系早已有记载，这为两者的理论发展奠定了基础。在《中医临床诊疗术语国家标准（治法部分）》中，软坚散结法的定义为：具有行气活血、软坚散结等作用，适用于气血瘀滞等引起的瘿瘤、肿块、癥积等病症。这一定义清晰地指出了软坚散结法与活血化瘀法之间的共通性。

软坚散结法与活血化瘀法均具备清除病理产物堆积的作用，常用于癥瘕、痃积聚类疾病的治疗。活血化瘀法侧重于改善血液循环，解决由血行不畅引起的各种症状，如疼痛和肿胀；软坚散结法则主要针对局部的结聚或结块，旨在通过软化和消散来减轻肿块的影响，恢复正常的生理状态。

然而，软坚散结和活血化瘀不尽相同，软坚散结主要作用于局部的结聚或结块，使之渐消缓散，活血化瘀则作用于血行涩滞不畅引起的局部或全身的血瘀证。两者在适应病证和常用药物上存在相互交叉，但在治疗的侧重点和作用层面上有所不同。在实际应用中，结合两者的特点，可以更有效地达到治疗效果。

1. 理论来源

软坚散结法和活血化瘀法的理论根基可以追溯至《黄帝内经》，这部经典文献中提出的许多观点为这两种治疗方法奠定了基础。其中提到的"疏其血气，令其条达""血实者宜决之""菀陈则除之者，出恶血也"等论述，明确指出了针对"血实"与"恶血"等血瘀证的治疗策略，强调应通过"决之""除之"的方式来促进血液流通，消除淤积，从而形成了活血化瘀法的理论核心。

此外，"坚者耎之""结者散之"等经典记载则为软坚散结法提供了重要的理论依据。这些表述强调了对于"坚"与"结"的病理变化，应该采取"耎之""散之"的方法，借此消除局部的结聚，恢复气血的正常运行。两种方法虽然侧重点不同，但都强调了对体内病理产物的清除，以促进健康的恢复。这些早期的理论不仅为中医的治疗实践提供了指导，也为后世相关医术的发展和完善奠定了重要的理论基础。

### 2. 分类归属

软坚散结法和活血化瘀法均属于中医八法中的"消法"范畴，这一分类强调了治疗过程中对于病理积聚的清除作用。程国彭在其著作《医学心悟》中对消法作出了明确的概念阐释："消者，去其壅也，脏腑、经络、肌肉之间，本无此物而忽有之，必为消散，乃得其平。"这一观点指出，消法的核心在于去除体内的异常积聚，以恢复身体的平衡与和谐。

具体而言，软坚散结法通过疏通气血，消散因邪气滞留而形成的结聚，旨在促进局部的功能正常和气血流动，从而使肿块或结节逐渐消失。活血化瘀法则针对因血行不畅引起的淤积，通过活血化瘀的方式，消散因血瘀所致的各种病变，减轻疼痛和不适。两者共同的消法特性，使其能够有效处理体内因邪气滞留而产生的病理产物，帮助患者恢复健康。

### 3. 药物分类

活血化瘀法具有独立的用药篇章，即"活血化瘀药"，并提供了系统的治疗思路。根据其作用机制和临床应用的不同，可以将这些药物分类：活血止痛药主要用于缓解由血瘀引起的疼痛；活血调经药则多用于调理女性月经不调等问题；活血疗伤药适用于外伤后的愈合；而破血消癥药则用于消除体内的结块和淤积。这种细致的分类反映了活血化瘀法在治疗上的多样性与针对性。

相比之下，软坚散结法的用药则没有形成独立的篇章，其药物类型较为分散，常常融合在其他药物的分类中。软坚散结法所用的药物涉及理气药、活血药、祛痰药、消食药、泻下药、清热药等多个领域。这种多样性使得软坚散结法在临床应用中能够根据不同患者的病情，灵活选用相应的药物。

综上所述，活血化瘀以治疗血瘀证为主，在疾病出现血液循环缓慢甚至停滞于脉内时，可根据血瘀程度，并结合病因，予以和血、活血、破血的中药。软坚散结则以治疗由于气滞、痰浊、血瘀日久而形成的顽固性、结块类病证为主，对于胶着难解的病理性结块，可以直切病机，软化病所迅速起效。如果患者的血瘀症状明显，软坚散结常与活血化瘀结合使用，以求达到最佳的临床疗效。

# 第三章 软坚散结法的临床研究

## 第一节 软坚散结法所治病症的病因

软坚散结法是一种主要用于治疗表现出"坚""结"症状的疾病的中医疗法,适用于诸如癥瘕、积聚、瘿瘤、瘰疬、岩等宏观可感知的病症。此外,现代医学技术也能检测到微观层面的病理变化,如微型癥瘕和微型积聚等,软坚散结法同样适用。

软坚散结法所治病症的形成病因主要分为原发性因素、继发性因素和先天及体质因素。原发性因素包括六淫外袭、七情内伤以及饮食和劳累等引起的气血失调;继发性因素包括痰浊和瘀血,是在原发性因素作用后形成的病理产物。此外,先天及体质因素也会影响"坚""结"的形成。

在这些致病因素的作用下,脏腑的虚损和功能失调导致邪气结聚,经过日积月累的影响,最终形成"坚""结"。这种机制构成了坚结类疾病的共同基本病理特征。因此,采用软坚散结法进行治疗,不仅要考虑病理表现,还要全面分析和辨识这些致病因素,从而实现针对性的调理和治疗。

### 1. 原发性因素

第一,六淫外袭。"坚""结"的发生与六淫邪气的侵袭密切相关。《医宗金鉴·瘿瘤》中提到，瘿病"多外因六邪，荣卫气血凝郁"，这就表明六淫之邪不仅能直接影响人体的健康，还能间接作用于脏腑和经络的功能。当六淫邪气侵袭时，人体的气血会受到阻滞，导致气滞和血行不畅，久而久之便形成瘀血积聚。随着时间的推移，体内的六淫邪气逐渐积聚，若得不到有效的疏散，气血津液的流动便会受到进一步的压制，导致经络堵塞，形成气滞、血瘀的病理状态。此时，邪毒在体内蕴积，最终可能引发肿核或肿块的形成。这一过程不仅反映了外邪对人体的侵害，还揭示了气血与津液在维持健康方面的重要性。因此，在治疗"坚""结"类疾病时，必须重视六淫邪气的影响，以疏通气血、排除邪毒，促进体内的正常循环和恢复。

第二，七情内伤。七情内伤在"坚""结"的发病机制中占据重要地位。《素问》中明确指出："怒则气上，喜则气缓，悲则气消，恐则气下，惊则气乱，思则气结。"这表明情志变化直接影响气机的升降和疏泄。当情志不畅时，气机会失调，进而导致血液和津液的正常流通受阻，痰浊也容易在体内凝滞。气滞与血瘀相互交结，形成病理性阻碍。久而久之，便可能导致"坚""结"的产生。王肯堂在《证治准绳》中指出："忧怒郁遏，时时积累，脾气消阻，肝气横逆，遂成隐核……十数年后方成疮陷，名曰岩（癌）。"这一论述强调了愤怒和忧虑等情志对脏腑功能的压制，最终导致隐性病变的发生。因此，情志不畅、心理压力以及情绪积累都可能成为引发"坚""结"的重要原因。

第三，饮食不节与身体劳倦。饮食不节与身体劳倦与"坚""结"的发生和发展密切相关。饮食不节，尤其是过度摄入辛辣、肥腻的食物，或者酗酒、饥饱失宜，都会对脾胃造成损害。脾胃是人体消化和吸收的主要器官，当其功能失常时，无法有效地将饮食转化为水谷精微，反而会导致湿浊和痰饮的产生，日久而成瘿瘤、癥瘕等病。比如，《杂病源流犀烛》中提道:"癥者……其原由寒暖失宜,饮食少节,脏腑之气先虚,又复多劳伤。"这句话明确指出,饮食失宜和过度劳累是"坚""结"发生的重要因素。长期饮食不当与身体过劳,使得脏腑气血虚弱,进而为外邪入侵创造了条件。结果,体内邪气与湿浊相互作用,形成坚固的肿块或结节。因此,保持良好的饮食习惯,适度调节生活节奏,是预防和治疗"坚""结"类疾病的重要措施。

### 2. 继发性因素

第一,痰浊。痰浊是"坚""结"形成的关键因素之一。痰是人体水液代谢紊乱的一种病理产物,通常在脏腑功能失调、气血不足或饮食不当等情况下产生。痰的致病性表现为病势缠绵、顽固多变,它不仅会阻滞气血的正常运行,还容易与其他病邪相互胶结,形成积块。比如,癥瘕的形成常与脏腑血气虚弱有关,在这种情况下,外邪乘虚而入,导致气血和痰浊之邪在下焦结聚,留滞不去,久而久之形成坚固的"坚""结"。

第二,瘀血。在中医理论中,瘀血被认为是导致"坚""结"形成的重要因素。外邪侵袭、情志失调、饮食不当、身体过度劳累、跌打损伤、年老久病等多种因素均可导致瘀血的产生。气虚、气滞、寒凝、热结、痰湿等病理状态,都可能引起不同程度的瘀血形成。这些瘀血既是疾病产生过程中形成的病理产物,同时也会对机体产生重新作用,阻滞气机,进而成为"坚""结"形成的继发性病因。

### 3. 先天及体质因素

体质因素在个体对某些疾病的获得性和抵抗性中起着决定性作用,直接影响疾病的发生、演变及发展。《景岳全书·杂证谟·积聚》中道:"脾肾不足及虚弱失调之人,多有积聚之病。"这表明,个体的素体虚弱或后天供养不足可能导致气血不足,形气薄弱,进而容易受到外界六气异常、七情内伤、饮食不当及劳逸失度等致病因素的损伤，从而诱发"坚""结"的形成。

此外，性别与年龄也是影响"坚""结"发病的重要因素。一般而言，女性由于生理周期及气血变化，往往更易出现气滞、血瘀的情况，男性则可能因为长期的劳作和情绪压抑，导致气血失调。年龄方面，老年人由于体质下降、脏腑功能减弱，更容易积聚病理产物。

因此，了解个体的体质特点、性别和年龄等因素，对于预防和治疗"坚""结"相关疾病具有重要意义。通过综合考虑这些因素，可以制定出更为有效的个性化治疗方案，提高疗效，促进患者康复。

## 第二节 软坚散结法所治病症的病机

软坚散结法是中医治疗中的一种重要疗法，主要用于各类局部结聚或肿块的疾病治疗。因此，深入掌握其病机对于临床治疗具有重要意义，有助于制定更具针对性的治疗方案，从而有效地提高治疗效果。

1. 内在因素：脏腑虚损

癥瘕、瘿瘤、肿瘤等"坚""结"的发生，与脏腑虚损及功能失调有着直接且必然的联系。肝失疏泄时，气机阻滞，导致气血运行不畅，从而使痰湿、瘀血等继发性病理产物接踵而至。此外，脾胃功能的损伤，使得运化精微与糟粕的能力失常，导致机体内浊邪滋生，进一步加重结聚现象。

肺作为主治节的脏腑，其在气血津液的调节和水湿的分布上作用不利。久而久之，会影响肾脏的蒸化和排泄功能，致使分清降浊的能力减弱。湿、浊、痰、瘀等病理产物因此蓄积而难以排除，形成"坚""结"。由此可见，肺腑虚损、功能失调是产生痰浊、瘀血等病理产物，形成"坚""结"的内在始动因素。

### 2. 重要环节：邪气结聚

"坚""结"不仅指在症状上能触及的结块的坚硬、坚固，更强调在病程中邪气结聚、聚集所引起的病理变化。邪气泛指各种致病因素，包括外感的六淫之邪、七情内伤之邪、痰饮和瘀血等。这些有形和无形的邪气相互作用，往往会发生复杂的病理变化。

比如，王清任在《医林改错·积块》中提道："气不能结块，结块者，必有形之血也。血受寒，则凝结成块；血受热，则煎熬成块。"这一论述表明，痰浊和瘀血等有形之物是"坚""结"形成的基础，寒、热等无形之邪则作为催化剂，促进"坚""结"的发生。无形之邪与有形之物的相互附着和结聚，使得"坚""结"不仅是单一因素所致，而是多种因素相互作用的结果。

### 3. 病机特点：多因复合兼夹

"坚""结"相关疾病的临床症状复杂，通常是脏腑虚损、功能失调以及无形之邪与有形之物相互结聚所形成的复合结果。这种病理机制并不是孤立或单纯的，而是相互关联、复合兼夹的。例如，肝癌的发生与正气虚弱、气滞、血瘀、浊、湿热等多种病理因素相互胶结密切相关，随着时间的推移，这些因素积聚成癌毒。癌毒的侵袭不仅引发新的病理变化，还可能加重正虚、气滞、血瘀、痰浊和湿热等已有病理状况。

在疾病的发生和发展过程中，每位患者的具体病情可能存在显著差异，甚至同一患者在不同阶段的病情也会有所不同。因此，在治疗时，必须根据中医理论进行辨证施治，深入"审证求因"。抓住每位患者的临床病机特点，综合考虑其具体情况，制定个性化的治疗方案，这样才能更有效地提高治疗效果，为患者提供更为精准的治疗。

# 下篇

## ○ 软坚散结法的经典方剂

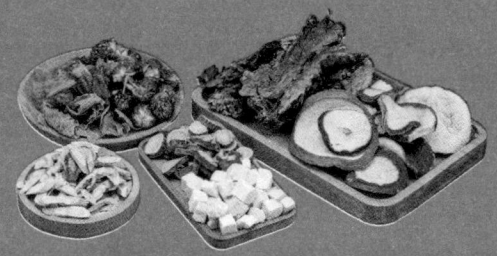

# 第一章 肿瘤类方

## 第一节 肝 癌

肝癌，是西医的病名。在中医学中，肝癌是综合临床症状而确定病名的。肝癌即肝脏恶性肿瘤，分为原发性肝癌和继发性肝癌两类：原发性肝癌是一种高发的、危害极大的恶性肿瘤；继发性肝癌与前者相比较为少见，指全身多个器官起源的恶性肿瘤侵犯至肝脏。一般多见于胃、胆道、胰腺、结直肠、卵巢等器官恶性肿瘤的肝转移。

根据中医对病证命名的特点，肝癌属于"肝积""癥积""臌胀""癖黄""脾积"等范畴。按照病理形态，肝癌分为巨块型、结节型和弥漫型；按照肿瘤大小，肝癌分为微小肝癌、小肝癌、大肝癌和巨大肝癌；按照生长方式，肝癌分为浸润型、膨胀型、浸润膨胀混合型和弥漫型。

肝癌的治疗方法多样，主要包括手术、放化疗、介入、靶向药物和免疫治疗等。其中，手术被认为是治疗肝癌的首选方法，也是最有效的方法。对于那些无法进行手术切除的肝癌患者，医生会根据具体情况，采用术中肝动脉结扎、肝动脉化疗栓塞、射频消融、冷冻、激光等治疗方法。

1. 健脾和中汤

【方剂】郁金 11 克，茯苓 16 克，醋柴胡、川楝子、白术、陈皮各 13 克，黄芪、白花蛇舌草、白芍各 28 克，党参 18 克，大枣、炙甘草各 6 克。

【用法】取 400 毫升水，煎服，每日 1 剂，每日 2 次，早晚分服，30 日为 1 个疗程。

【功用】疏肝柔肝，健脾和中。

【适应证】肝癌。

2. 扶正抗癌汤

【方剂】党参、麦冬各 10～15 克，黄芪、半枝莲、黄芩各 20～30 克，白术、夏枯草各 15～20 克，当归 6～9 克，鳖甲 15～25 克，莪术 6～12 克，茜草 15～30 克，大黄粉（冲）、重楼各 10～20 克，白花蛇舌草 30～45 克。

【用法】水煎服，每日 1 剂。

【功用】健脾散邪，抗癌解毒。

【适应证】原发性肝癌。

3. 泻下攻毒汤

【方剂】栀子、柴胡、泽泻、厚朴、木通、穿山甲（代用品）、竹茹、泽泻各 13 克，党参、大枣、茵陈、川楝子、茯苓各 16 克，蜈蚣 3 条，全蝎 6 克，附子、肉桂、干姜、自然铜、白芍各 18 克，生黄芪、熟地黄、赭石各 28 克。

【用法】水煎服，每日 1 剂，每日 2 次，早晚分服，饭后服。

【功用】化瘀温阳，泻下攻毒。

【适应证】肝癌。

#### 4. 化瘀解毒汤

【方剂】白术、莪术、柴胡、大黄各 13 克，党参、薏苡仁、白花蛇舌草、半枝莲各 28 克，鳖甲、穿山甲（代用品）各 16 克，蜈蚣 2 条。

【用法】水煎服，每日 1 剂，每日分 2 次，温服，30 天为 1 个疗程。

【功用】健脾利湿，解毒散结。

【适应证】肝癌。

#### 5. 扶正祛邪汤

【方剂】丹参、白术、三棱、莪术、炒山楂、炒神曲、炒麦芽、炙甘草各 13 克，黄芪、党参、茯苓、龟板、鳖甲、茵陈、柴胡、泽泻各 16 克，白花蛇舌草 28 克。

【用法】水煎服，每日 1 剂，每日分 2 次，温服，半个月为 1 个疗程。

【功用】祛邪扶正，软肝散结。

【适应证】弥漫性肝癌。

#### 6. 肝复方加减方

【方剂】党参、丹参、苏木、白术各 12 克，黄芪 20 克，茯苓 15 克，香附、陈皮、柴胡、穿山甲（代用品）、桃仁各 10 克，沉香末（冲服）、全蝎各 3 克，鼠妇 6 克，生牡蛎（先煎）、重楼各 30 克。

【用法】水煎服。

【功用】健脾理气，化瘀软坚。

【适应证】肝癌（肝瘀脾虚证）。

#### 7. 逍遥散加减方

【方剂】当归、生姜、三棱、白芍、柴胡、茯苓、白术各 15 克，甘草 8 克，薄荷、莪术各 10 克，重楼、白花蛇舌草各 50 克。

【用法】水煎服。

【功用】疏肝健脾，消肿散结。

【适应证】肝癌（肝郁脾虚证）。

8. 化痰利水丸加减方

【方剂】熟地黄 24 克，茯苓、牡丹皮、泽泻、猪苓、滑石、阿胶、山药、当归、山茱萸、贝母、苦参各 11 克。

【用法】水煎服，每日 1 剂，每日分 3 次，温服，6 剂为 1 个疗程。

【功用】化痰利水，滋补阴津。

【适应证】肝癌。

9. 调理肝脾汤加味方

【方剂】赤芍、党参各 28 克，柴胡 11 克，鳖甲（先煎）、白术、茯苓、虎杖各 16 克，法半夏、陈皮、郁金、麦芽各 13 克，全蝎、甘草各 6 克。

【用法】水煎服，每日 1 剂，每日 2 次，早晚分服。

【功用】疏肝理气，软坚散结。

【适应证】原发性肝癌。

## 第二节 胃 癌

胃癌，顾名思义，是发生在胃部的恶性肿瘤。最初的癌细胞是来源于胃的黏膜上皮细胞，绝大多数胃癌属于腺癌。胃癌与中医学的"反胃""翻胃""膈症"等病症相类似。由于癌细胞的侵蚀，致使胃部病变，胃功能紊乱，随之出现恶心、呕吐、宿食腐臭、疼痛、出血等症状。

胃癌发生于胃的任何部位，其中大多数发生于胃窦部，胃大弯、胃小弯及前后壁均会受累。根据大体形态，胃癌分为早期胃癌和进展期胃癌；根据组织病理学，胃癌分为腺癌、腺鳞癌、鳞癌、类癌等，绝大多数是胃腺癌；根据发病部位，胃癌分为胃底贲门癌、胃体癌、胃窦癌等。

手术是胃癌患者获得根治的唯一可能途径，早期患者术后有望实现根治。对于进展期患者，需要根据胃癌病理学类型及临床分期，通常以手术治疗为主，并联合围手术期化疗、放疗、生物靶向治疗等手段的综合治疗。通过多种治疗手段的结合，患者的康复概率将得到显著提升。

### 1. 张氏灭癌汤

【方剂】水蛭2克，硇砂0.5克，夏枯草、党参各15克，木香、白矾、月石各3克，紫贝齿、槟榔、玄参、赭石各10克，大黄5克，丹参30克，陈皮6克。

【用法】水煎服，两日1剂，分数次服。

【功用】行气化瘀，解毒散结。

【适应证】各期胃癌。

### 2. 清热止痛汤

【方剂】黄芩、川芎、黄连、半夏、干姜、炙甘草各7克，大枣12枚，当归24克，桃仁3克，五灵脂、蒲黄各11克。

【用法】水煎服，每日1剂，每日分3次，温服，6剂为1个疗程，需用药10～15个疗程。

【功用】活血化瘀，清热燥湿。

【适应证】胃癌。

### 3. 除浊降逆汤

【方剂】半夏、五灵脂、茵陈各16克，黄连7克，鸡内金、蒲黄、三棱各11克，瓜蒌、败酱草、仙鹤草各28克，三七粉（冲服）4克。

【用法】水煎服,每日1剂,早晚各服1次。

【功用】化瘀降浊。

【适应证】胃癌。

### 4. 豆芪消癌汤

【方剂】黄芪30~50克,刀豆子28克,肉桂3克,巴戟肉、锁阳、猪苓、莪术各16克,掌叶半夏、制南星、人参、麦冬、白术各13克。

【用法】水煎服,每日1剂,每日2次,早晚分服。

【功用】生津补气,补脾益肾。

【适应证】晚期胃癌。

### 5. 清胃泻热饮

【方剂】黄连、黄芩各4克,人参、炙甘草、大黄各6克,竹叶20克,石膏48克,麦冬24克,半夏、粳米各11克。

【用法】水煎服,每日1剂,每日分3次,温服,6剂为1个疗程,需用药10~15个疗程。

【功用】清胃泻热。

【适应证】胃癌。

### 6. 理中汤加减方

【方剂】人参、茯苓、白术、荜茇、娑罗子、陈皮各10克,半夏12克,生黄芪30克,熟附片、良姜、豆蔻、甘草各6克。

【用法】水煎服,每日1剂。

【功用】温中散寒,健脾和胃。

【适应证】胃癌(脾胃虚寒型)。

### 7. 扶正抗癌益胃汤

【方剂】黄芪、谷麦芽各30克,熟地黄、白芍、黄精、党参各15

克，白术、茯苓、当归、阿胶、陈皮、淫羊藿、人参（另煎或切片嚼化服）各10克，紫河车粉（冲服）3克，甘草6克。

【用法】水煎服，每日1剂。

【功用】补气血，益脾胃。

【适应证】胃癌（气血双亏型）。

8. 开郁二陈汤加减方

【方剂】陈皮、苍术各10克，半夏、白术各12克，生牡蛎、半边莲各30克，土贝母、夏枯草、猪苓各15克，天南星、桂枝、甘草各6克。

【用法】水煎服，每日1剂。

【功用】化痰散结，温运中焦。

【适应证】胃癌（痰湿凝结型）。

# 第三节 肺 癌

肺癌，又称原发性支气管肺癌，起源于气管、支气管黏膜或腺体，是最常见的肺部原发性恶性肿瘤。根据组织病理学特点的不同，肺癌分为非小细胞肺癌和小细胞肺癌两大类。其中，非小细胞肺癌主要包括腺癌和鳞癌两个亚型。这些不同类型的肺癌在生物学行为和治疗方案上存在显著差异。

肺癌属于中医范畴中"肺积""咳嗽""咯血"等。从临床实践中观察到，肺癌患者在咳嗽的同时，常伴有多种症状，包括发热、咯痰、咯血和胸痛等。此外，患者可能出现口干咽燥、五心烦热、潮热、盗汗、消瘦等症状。

早期的肺癌应以手术治疗为主，尤其是周围型者，腺癌术后配合中药治疗可以提高疗效。放射疗法对大多数肺癌具有治疗效果。化疗方面，常用的药物包括环磷酰胺、氮芥、甲氨蝶呤、氟尿嘧啶、丝裂霉素及平阳霉素等。采用联合用药的同时配合中医药治疗，益处颇多。

1. 紫菀方

【方剂】紫菀、鳖甲各30克，吴茱萸、白术、当归、桂心、槟榔各15克。

【用法】每服9克，用水150毫升，加生姜6克，煎至90毫升，去渣，不拘时温服。

【功用】活血散瘀，润肺止咳。

【适应证】肺癌。

2. 灵脂丸

【方剂】五灵脂75克，木香15克，马兜铃、葶苈子各7.5克。

【用法】研为细末，枣肉和丸，如梧桐子大。每服20丸，生姜汤送下，每日3次。

【功用】清肺解毒，化瘀行气。

【适应证】肺癌。

3. 芫花煎丸

【方剂】芫花、鳖甲各45克，三棱90克，硼砂、陈皮各30克。

【用法】研为细末，水泛为丸，如梧桐子大。每服10丸，生姜汤送下。

【功用】润肺解毒，软坚消积。

【适应证】肺癌。

### 4. 桃仁煎丸

【方剂】桃仁 90 克，硇砂 45 克，鳖甲 30 克，木香、槟榔各 23 克，川乌头、紫菀、猪牙皂荚、防葵、干姜各 15 克。

【用法】研为细末，炼蜜为丸，如梧桐子大。每服 15 丸，生姜汤送下。

【功用】化瘀软坚，解毒抗癌。

【适应证】肺癌。

### 5. 枳实木香丸

【方剂】枳实 60 克，木香、陈皮、人参、海藻、葶苈子各 30 克，芍药、丁香各 23 克。

【用法】研为细末，枣肉和丸，如梧桐子大。每服 20 丸，渐加至 30 丸。

【功用】益气养血，散结软坚。

【适应证】肺癌。

### 6. 益肺消积汤

【方剂】生黄芪、生南星、生牡蛎、北沙参各 30 克，昆布、生白术、天冬各 12 克，金银花、山豆根、夏枯草、海藻、瓜蒌皮各 15 克。

【用法】水煎服，每日 1 剂。

【功用】益气养阴，化痰散结。

【适应证】肺癌（气阴两虚证）。

### 7. 百合沙参汤

【方剂】百合、黄芩、当归、麦冬、白芍各 9 克，沙参、桑白皮、生地黄、玄参、牡丹皮、重楼各 15 克，熟地黄 12 克，白花蛇舌草 30 克。

【用法】水煎服，每日 1 剂。

【功用】养阴润肺，清热解毒。

【适应证】肺癌（阴虚证）。

### 8. 化瘀解毒汤

【方剂】王不留行 5 克，大黄䗪虫丸（包）、广郁金、桃仁各 12 克，三棱、莪术、丹参、泽兰叶各 15 克，海藻、石见穿、羊蹄根、葵树子、铁树叶各 30 克，大黄 6 克，蜈蚣 2 条。

【用法】水煎服，每日 1 剂，并随证加减。

【功用】清热解毒。

【适应证】肺癌（气滞血瘀、邪毒内结证）。

### 9. 化痰行瘀汤

【方剂】麦冬、猪苓、茯苓、炙枇杷叶、沙参、五味子各 16 克，鱼腥草、白花蛇舌草、生黄芪、地龙、莪术、女贞子各 28 克，川贝母、干蟾皮各 8 克。

【用法】水煎服，每日 1 剂，每日 2 次，早晚分服。

【功用】化痰清肺，养阴益气。

【适应证】肺癌。

### 10. 消癌散结汤

【方剂】生天南星、生半夏各 28 克，川贝母、杏仁、青黛、海蛤粉各 13 克，白英、漏芦各 18 克，桔梗、甘草各 6 克，瓜蒌 50 克。

【用法】水煎服，每日 1 剂，每剂分 2 次服用，每次约 200 毫升。3 剂为 1 个疗程，一般用 2 个疗程。

【功用】活血化瘀，软坚散结。

【适应证】各期肺癌出现咳嗽、咳白痰、神疲乏力、胸闷气短等症状。

## 11. 清热透络汤

【方剂】鳖甲（先煎）、生地各18克，天花粉、百合、青蒿各16克，知母、丹皮各13克，重楼、白花蛇舌草各28克。

【用法】水煎服，每日1剂，每日分2次服用，15天为1个疗程。

【功用】通瘀泄热，祛暑清热。

【适应证】肺癌（证属阴虚内热、肺阴亏损）。

## 12. 清肺化痰加减方

【方剂】天门冬、麦门冬、南沙参、北沙参、女贞子、山慈姑、枸杞子、苦参各11克，炙鳖甲、知母、炙僵蚕、生蒲黄（包）、泽漆、半枝莲各13克，太子参、仙鹤草、旱莲草各16克，金荞麦根18克，炙蜈蚣2条。

【用法】水煎服，每天1剂，每日分2次服。

【功用】化痰清肺，养阴益气。

【适应证】肺癌。

## 13. 化痰软坚解毒汤

【方剂】夏枯草、海藻、昆布、瓜蒌皮各15克，生南星、山豆根、金银花各12克，泽漆、苦参、白英、重楼各10克，生牡蛎、石上柏、白花蛇舌草、石见穿各30克。

【用法】水煎服，每日1剂。

【功用】化痰软坚，清热解毒。

【适应证】肺癌（痰毒凝聚型）。

## 14. 瓜蒌薤白桑芩汤

【方剂】黄芩9克，桑白皮30克，橘红、杏仁各6克，薤白、栀子、牡丹皮各10克，瓜蒌、青蒿、鳖甲、玄参、地骨皮各15克。

【用法】水煎服，每日1剂。

【功用】养阴清肺，活血散结。

【适应证】肺癌（阴虚发热、胸背痛者）。

## 第四节 胰腺癌

胰腺癌是常见的胰腺肿瘤，是一种起源于胰腺导管上皮及腺泡细胞的恶性肿瘤，被医学界称为"癌中之王"。近年来，胰腺癌的发病率和死亡率呈明显上升趋势，成为全球范围内公共卫生的重要挑战。

胰腺癌通常发生在 40～65 岁人群，男性的发病率高于女性。相关研究表明，长期吸烟、不良的饮食习惯、体重指数过高和胰腺的慢性损害等因素，都可能增加患上胰腺癌的风险。胰腺癌的症状一般在疾病进入晚期时才逐渐显现，主要包括黄疸、消瘦以及腹部不适或疼痛等。

胰腺癌的治疗方法包括手术、化疗、放疗、介入治疗和支持治疗。由于大部分胰腺癌患者在早期通常没有明显的症状，确诊时已处在中、晚期，错过了手术治疗的最佳时期。医生会根据患者的身体状况、肿瘤部位和大小等多种因素，制定个体化的综合治疗方案，以提高患者的生存率和生活质量。

### 1. 半夏散

【方剂】半夏、大黄各 30 克，前胡、槟榔、杏仁各 20 克，枳壳 15 克。

【用法】水煎服，不拘时服。

【功用】破气散结，清热利湿。

【适应证】胰腺癌。

### 2. 茯苓汤

【方剂】茯苓、陈皮、泽泻各20克,芍药、白术各120克,人参、肉桂各60克,桑白皮90克,石膏240克,半夏180克。

【用法】水煎服,不拘时温服。

【功用】清热利尿,理气活血。

【适应证】胰腺癌。

### 3. 茅根汤

【方剂】生白茅根60克,生地黄30克,紫苏15克。

【用法】以水450毫升,煎至225毫升,去渣,每日分2次,饭后温服。

【功用】养阴凉血,理气祛积。

【适应证】胰腺癌。

### 4. 谷疸丸

【方剂】苦参90克,龙胆草30克,栀子15克,人参20克。

【用法】研为细末,炼蜜为丸,如梧桐子大。每服50丸,以大麦煎汤送服,每日3次。

【功用】清肝利胆,散结燥湿。

【适应证】胰腺癌。

### 5. 肥气丸

【方剂】青皮60克(炒),当归须、苍术各45克,蛇含石23克,莪术(切)、三棱(切)、铁锈粉各90克。

【用法】研为细末,炼蜜为丸,如梧桐子大。每服40丸,当归浸酒下。

【功用】消积化瘀。

【适应证】胰腺癌。

#### 6. 茵陈蒿丸

【方剂】茵陈、茯苓、葶苈子各 30 克，枳壳、白术各 40 克，杏仁 20 克，当归、干姜、川椒、甘遂各 9 克，大黄、半夏各 3 克。

【用法】研为细末，炼蜜为丸，如梧桐子大。每服 10 丸，每日 3 次。

【功用】清利湿热，活血破瘀。

【适应证】胰腺癌。

#### 7. 阿魏化痞散

【方剂】川芎、当归、白术、茯苓、红花、阿魏、鳖甲（酥炙，研）各 3 克，大黄（酒炒）24 克，荞麦面（微炒）30 克。

【用法】共研细末，每服 9 克，空腹时用酒适量，调稀服。

【功用】化瘀软坚，健脾祛湿。

【适应证】胰腺癌。

#### 8. 当归白术汤

【方剂】白术、茯苓各 90 克，当归、黄芩、茵陈各 30 克，前胡、枳实、甘草、杏仁各 60 克，半夏 75 克。

【用法】水煎服，食前服。

【功用】理气利湿，活血化瘀。

【适应证】胰腺癌。

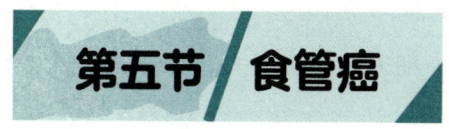

## 第五节 食管癌

食管癌，又称食道癌，是一种起源于食管上皮的恶性肿瘤，在我国发病率较高。该病主要症状包括吞咽食物时感到哽咽或异物感，伴随胸骨后疼痛或明显的吞咽困难。若发生转移或侵犯邻近器官，患者可能出现额外疼痛及相应器官的不适，进一步影响生活质量。

中医认为，食管癌不仅与肿块堵塞、食管狭窄等机械性因素相关，还因痰气交阻、痰浊壅阻或气滞血瘀，致使痰瘀交阻于食管。因此，该病的治疗原则主要集中在化痰瘀、消癌肿、通畅阻塞以及降逆气等方面。这些治疗方法旨在疏通经络，改善气血运行，从而减轻症状，促进患者康复。

在我国，食管癌早期诊断率不足20%，多数患者在中、晚期被诊断。中、晚期患者因手术复杂和高复发率，导致生活质量和5年生存率均较低。因此，早期发现、早期诊断和早期治疗对于改善食管癌患者的预后至关重要。

### 1. 藻蛭散

【方剂】海藻30克，水蛭8克。

【用法】共研细末，每服6克，每日2次，黄酒冲服（或温水亦可）。

【功用】软坚散结，破血消癥。

【适应证】食管癌。

### 2. 泽漆丸

【方剂】泽漆、木香、肉桂、陈皮、泽泻、大黄、郁李仁、厚朴各15克，槟榔、附子各30克。

【用法】研为细末，炼蜜为丸，如梧桐子大。每服20丸，每日3～4次。

【功用】行气消积，化瘀消癥。

【适应证】食管癌。

### 3. 三子抗癌汤

【方剂】急性子、水红花子、王不留行籽各 30 克，半枝莲、藤梨根各 60 克（先煎 2 小时），蜈蚣、石斛、莪术各 9 克，石见穿 90 克。

【用法】水煎服，同时用斑蝥注射液 0.25 毫克，加入 5% 葡萄糖溶液中静脉滴注，每日 1 次。

【功用】行气化瘀，疏通瘀阻。

【适应证】食管癌（气滞血瘀证）。

### 4. 通膈利咽散

【方剂】水蛭 10 克，炙全蝎、蜈蚣各 20 克，僵蚕、蜂房各 30 克。

【用法】共研细末，每服 4 克，每日 3 次。

【功用】消坚破结，解毒化瘀。

【适应证】中晚期食管癌。

### 5. 九物五膈丸

【方剂】麦冬（去心）、桂心、细辛、干姜、花椒、远志（去心）各 90 克，炙甘草 150 克，炮附子 30 克，人参 120 克。

【用法】上药为末，炼蜜为丸，如弹子大。每服 2 丸，每日 3～4 次，含化。

【功用】散寒化饮，益气通肺。

【适应证】食管癌。

### 6. 顺气和中汤

【方剂】陈皮、白术、香附各 9 克，砂仁、黄连、栀子、茯苓、神曲、半夏、枳实、甘草各 6 克。

【用法】水煎取汁，入竹沥，姜汁，不拘时温服，每日 1 剂。

【功用】理气化痰，健脾和胃。

【适应证】食管癌。

### 7. 猫眼草牛黄散

【方剂】猫眼草 30 克,板蓝根 30 克,人工牛黄 6 克,硇砂 3 克,威灵仙 60 克,制南星 9 克。

【用法】研为细末,每次服 1.5 克,每日 4 次。

【功用】散结利水。

【适应证】食管癌、贲门癌及胃癌。

### 8. 小陷胸汤加味方

【方剂】瓜蒌、威灵仙、生黄芪、女贞子、生何首乌、土茯苓各 30 克,焦三仙、清半夏、木鳖子仁各 10 克,黄连 6 克,夏枯草、急性子各 15 克,檀香 7 克,沉香末 3 克(分 2 次用中药汤剂冲服)。

【用法】水煎服,每日 1 剂。

【功用】健脾和胃,理气止痛。

【适应证】食管良、恶性肿瘤。

### 9. 山豆根瓜蒌降逆汤

【方剂】山豆根、代赭石、瓜蒌各 30 克,旋覆花(布包)12 克,夏枯草、龙葵各 20 克,丹参、香橼各 15 克,枳壳、木香、郁金各 10 克,甘草 6 克。

【用法】水煎服,每日 1 剂。

【功用】抗癌散结,理气降逆。

【适应证】食管癌(早期哽咽型)。

## 第六节 乳腺癌

乳腺癌，是女性常见的恶性肿瘤，在隋、唐时期被称作"乳石痈"。该病的发病年龄从20岁起逐渐升高，到45~50岁达到高峰。乳腺癌不具有传染性，疾病早期的症状多不明显，常表现为乳房肿块、乳头溢液、腋窝淋巴结肿大等；晚期因癌细胞发生远处转移，出现多器官病变，直接威胁患者的生命。

乳腺癌主要分为非浸润性癌、浸润性癌和其他罕见癌三类。非浸润性癌分为小叶原位癌、导管原位癌和乳头湿疹样乳腺癌，预后相对较好；浸润癌分为浸润性非特殊型癌和浸润性特殊型癌，判断预后需结合其他因素；其他罕见癌是指除上述常见的病理组织分型之外的一些十分罕见的乳腺癌类型。

乳腺癌的治疗应遵循精准化及综合性治疗原则，根据肿瘤的生物学行为和患者身体状况，联合运用多种治疗手段，兼顾局部治疗与全身治疗，以提高疗效和改善患者生活质量。

**1. 青皮饮**

【方剂】青皮、生甘草、山慈姑、土贝母各10克，蒲公英、夏枯草、天冬各15克，生黄芪、枸杞子、六神曲、焦山楂各30克。

【用法】水煎服，每日1剂，分早晚2次服。

【功用】解毒散结，疏肝扶正。

【适应证】早期乳腺癌。

### 2. 柴芩汤

【方剂】柴胡、黄芩各15克，王不留行10克，牡蛎、全瓜蒌、石膏、陈皮、白芍、苏子、党参、夏枯草各30克，川椒5克，甘草6克，大枣10枚。

【用法】水煎服，每日1剂。

【功用】清热解毒，化痰散结。

【适应证】乳腺癌。

### 3. 奇效丸

【方剂】乳香、没药、雄黄、蟾酥各180克，朱砂、血竭各9克，胆矾、寒水石、轻粉各6克，蜈蚣30条，蜗牛60条，牛黄、冰片、麝香各3克。

【用法】共研细末，水泛为丸，如芥子大，口服，每次5～6丸，每日1～2次。

【功用】活血，化痰，解毒。

【适应证】乳腺癌。

### 4. 蒲公英汤

【方剂】蒲公英、紫花地丁、远志、肉桂各9克，瓜蒌60克，当归30克，金银花、黄芪、白芷、橘核、薤白各15克，天花粉、赤芍、炮甲珠（代用品）、甘草各6克。

【用法】水煎服，每日1剂，每日分3次于早、中、晚饭前2小时服用。

【功用】清热解毒，活血化瘀。

【适应证】乳腺癌（红肿明显灼热疼痛者）。

### 5. 消瘀解毒汤

【方剂】莪术、穿山甲（代用品）各15克，昆布、海藻、丹参、土茯苓各30克，鳖甲、瓜蒌各24克，当归、漏芦、王不留行、皂角刺各12克。

【用法】水煎服，每日1剂。

【功用】活血解毒，化痰散结。

【适应证】乳腺癌（血瘀毒凝证）。

6. 归地清肝汤

【方剂】当归、生地黄、白芍、川芎、陈皮、半夏、川贝母、茯苓、青皮、远志、橘核、紫苏叶各4克，栀子、木通、甘草各3克，香附6克，生姜1片。

【用法】水煎服，每日1剂。

【功用】疏肝活血，解郁化痰。

【适应证】乳腺癌（Ⅱ期手术患者）。

7. 龙胆泻肝汤

【方剂】龙胆草15克，栀子、黄芩、当归、柴胡、生地黄、泽泻、车前子各10克，木通6克，甘草5克。

【用法】水煎服，每日1剂。

【功用】泻肝清火。

【适应证】乳腺癌。

8. 六神全蝎丸

【方剂】清全蝎12克，半夏、白芍各15克，炒白术、茯苓各30克，炙甘草10克。

【用法】共研细末，炼蜜为丸，如绿豆大，每服1克，每日3次。

【功用】健脾化痰，解毒散结。

【适应证】乳腺癌。

### 9. 乳痨无忧丹

【方剂】陈瓜蒌3个，生地黄150克，土贝母、香附、煅牡蛎各120克，漏芦、白芥、茯苓、炒麦芽各90克，王不留行、制半夏、当归、橘叶、白芍、青皮、陈皮各60克，炮山甲（代用品）、木通、川芎、甘草各30克。

【用法】共研细末，用蒲公英、连翘各60克，煎汤代水泛丸，每服6克，每日3次。

【功用】化痰散结，理气活血。

【适应证】乳腺癌早期、乳腺增生等症。

### 10. 香贝养荣汤

【方剂】炒白术12克，人参、茯苓、陈皮、熟地黄、川芎、当归、贝母、香附、白芍各6克，桔梗、甘草各3克。

【用法】水煎服，每日1剂。

【功用】气血双补，养荣散结。

【适应证】乳腺癌（乳癖）。

### 11. 十六味流气饮

【方剂】当归、人参、白芍、桔梗、川芎、枳壳、厚朴、白芷、紫苏叶、防风、乌药、槟榔各10克，黄芪20克，肉桂、木香各4克，甘草6克。

【用法】水煎服，每日1剂。

【功用】行气疏风，调和气血。

【适应证】乳腺癌早期。

### 12. 马氏内消乳岩方

【方剂】蒲公英、全瓜蒌、夏枯草、泽兰各30克，连翘、川贝母、玄参、栀子、僵蚕、香附、当归、柴胡、蜀羊泉、青皮、橘叶各10克，羚羊角（代用品）5克，毛慈姑15克。

【用法】水煎服，每日1剂。

【功用】理气解郁，解毒散结。

【适应证】乳腺癌、乳中结核、乳痈初起等。

# 第七节 大肠癌

大肠癌，又称结直肠癌，是指起源于大肠上皮的恶性肿瘤。大肠癌包括结肠癌、直肠癌和肛管癌，肛管直肠癌发展至后期，因肛门狭窄犹如锁住肛门一般，中医将其称为"锁肛痔"。在我国，以直肠癌最为常见，其次是结肠癌。

在中医学中，诸如"肠覃""脏毒便血""肠风""肠癖"等病症均与大肠癌的症状有相似之处。根据组织类型，大肠癌分为腺癌、腺鳞癌和未分化癌，其中腺癌是最为常见的类型；根据解剖部位，大肠癌分为直肠癌、左半结肠癌和右半结肠癌。

大肠癌最主要的治疗方法是手术。对于早期患者，通过手术可实现根治；对于中、晚期患者，手术依旧非常重要，通过手术切除肿瘤，再辅以化疗、放疗等辅助治疗手段，可获得较好的效果。此外，对于部分发生远处转移的患者，特别是结肠癌患者，手术治疗也是一种可考虑的方案。

**1. 卷柏散**

【方剂】卷柏、熟干地黄、黄芪各30克，枳壳60克，干姜15克，当归、甘草、白芍、白术、川芎各23克。

**【用法】** 上药捣，筛为散，每服 9 克，以水 300 毫升，煎至 240 毫升，去滓温服，每日 1～4 次。

**【功用】** 益气活血，行瘀止痛。

**【适应证】** 肠癌。

### 2. 蛇龙汤

**【方剂】** 白花蛇舌草、红藤、瓦楞子、黄芪、薏苡仁各 30 克，龙葵、鳖甲、龟甲各 15 克，牡丹皮 12 克，大黄 9 克。

**【用法】** 水煎服，每日 1 剂，每日分 2 次，温服。

**【功用】** 活血软坚，健脾益气。

**【适应证】** 结肠癌中晚期。

### 3. 槐花散

**【方剂】** 槐花、柏叶、荆芥穗、枳壳各 15 克。

**【用法】** 研为细末，每次 6 克，空腹时清水调下。

**【功用】** 疏风下气，清肠止血。

**【适应证】** 肠癌。

### 4. 对金饮

**【方剂】** 苍术 3.6 克，黄连、槐花、甘草、白术、厚朴、枳壳、陈皮、藿香、当归各 3 克。

**【用法】** 水煎空腹服，每日 1 剂。

**【功用】** 清热燥湿，凉血止血。

**【适应证】** 肠癌。

### 5. 断红丸

**【方剂】** 侧柏叶、川续断、鹿茸、附子、黄芪、当归、阿胶各 30 克，白矾 15 克。

**【用法】** 研为细末，醋煮末糊为丸，如梧桐子大，每服 70 丸，空腹清水送下。

【功用】温阳益气，涩肠止血。

【适应证】肠癌。

### 6. 清肠消肿汤

【方剂】八月札、凤尾草、苦参、丹参、红藤各15克，白花蛇舌草、菝葜、野葡萄藤、贯众炭、半枝莲、生薏苡仁、瓜蒌仁、白毛藤各30克，土鳖虫、乌梅肉、广木香各9克，壁虎（研粉分3次吞服）4.5克。

【用法】水煎3次，每日1剂。其中分服2煎，另1煎（约200毫升）保留灌肠，每日1～2次。

【功用】清热解毒，理气化瘀。

【适应证】肠癌未做手术者。

### 7. 二地三黄汤

【方剂】生地黄、熟地黄、黄芩、黄柏、党参、苍术、白术、地榆、乌梅各9克，黄连3克，红藤、龙葵各30克，甘草6克。

【用法】水煎服，每日1剂。

【功用】清热解毒，泻火逐湿。

【适应证】肠癌。

### 8. 苦参坐浴方

【方剂】苦参、败酱草、土茯苓、五倍子、黄药子、漏芦、龙葵各30克，马齿苋40克，黄柏10克，山豆根20克，枯矾3克。

【用法】上药煎取药汁后，加入冰片2～3克，于药液中坐浴浸洗，每日2～3次。

【功用】清热燥湿，利尿解毒。

【适应证】晚期肛门直肠癌有菜花样肿物或溃烂者。

### 9. 内补黄芪散

【方剂】黄芪、白芍、川芎、甘草、龙骨、槐子各60克，附子、当归各30克。

【用法】上药捣，筛为散，每服12克，以水300毫升，饴糖7.5克，煎至240毫升，去滓，空腹温服。

【功用】益气补虚，涩肠止血。

【适应证】肠癌。

### 10. 新制阴阳攻积丸

【方剂】吴茱萸、干姜、肉桂、川乌各30克，黄连、半夏、橘红、茯苓、槟榔、厚朴、枳实、石菖蒲、延胡索、人参、沉香、琥珀、桔梗各3克，皂角180克。

【用法】煎汁泛为丸，如绿豆大，每服3克，渐加至6克，生姜汤送下。

【功用】温和祛寒，软坚散结。

【适应证】肠癌。

## 第八节 宫颈癌

宫颈癌，也称子宫颈癌，是发生在子宫颈部位的恶性肿瘤，也是常见的妇科恶性肿瘤之一，其发病率在女性肿瘤中位居第二位。人乳头状瘤病毒是引发该病的最主要危险因素，可通过定期筛查和注射疫苗预防宫颈癌。

对于早期宫颈癌患者，采用结合中医辨证与局部用药的治疗方法，有望有效实现根治。即使是中、晚期患者，在手术后或接受化学治疗和放射治疗的同时服用中药，也能起到良好的调理作用。

宫颈癌的治疗方法多样，包括手术治疗、放射治疗（放疗）、化学治疗（化疗）、靶向治疗和免疫治疗等。医生会综合考虑患者的病理类型、肿瘤大小、扩散转移情况以及患者的年龄和未来的生育需求等因素，确定最合适的治疗方案，以提高疗效并改善患者的生活质量。

### 1. 藤苓汤

【方剂】白毛藤（白英）、土茯苓、苦参、坎炁（干脐带）、半枝莲、墓回头各 12 克。

【用法】水煎服，每日 1 剂，煎 2 次分服。

【功用】清热燥湿，解毒抗癌。

【适应证】宫颈癌。

### 2. 解毒消肿汤

【方剂】苍术、蜂房、全蝎、黄柏、重楼各 14 克，当归 18 克，郁金 16 克，龙葵、薏苡仁、白花蛇舌草各 28 克，猪苓、料姜石各 60 克。

【用法】水煎服，每日 1 剂，每日分 2 次，温服。

【功用】疏肝理气，清热利湿。

【适应证】宫颈癌。

### 3. 解毒抗癌方

【方剂】鲜香附 16 克，鲜石见穿、鲜六月雪、鲜败酱草各 28 克。

【用法】水煎服，每日 1 剂，每日 2 次，早晚分服。

【功用】抗癌解毒，疏肝解郁。

【适应证】宫颈癌早、中期。

### 4. 破瘀软坚散

【方剂】昆布 16 克，王不留行、夏枯草、玄参、生牡蛎各 28 克，姜半夏、海藻各 11 克，青皮、陈皮各 7 克，三棱、莪术各 6 克。

【用法】水煎服，每日 1 剂，温开水送服。

【功用】破瘀软坚，活血通络。

【适应证】宫颈癌。

### 5. 祛瘀解毒汤

【方剂】旋覆花、枸杞子、砂仁、枳壳、延胡索、白术各 14 克，代赭石、茵陈、女贞子、决明子、泽泻、草河车各 16 克，白花蛇舌草、焦三仙各 28 克，土茯苓、车前草各 18 克。

【用法】水煎服，每日 1 剂，每日分 3 次，温服，8 剂为 1 个疗程。

【功用】益肺健脾，祛瘀解毒。

【适应证】宫颈癌。

### 6. 扶脾清肝益肾汤

【方剂】白芍、紫花地丁、小蓟草、生地黄、茯苓各 11 克，土茯苓 28 克，白术、金银花各 7 克，生甘草 6 克，徐长卿 14 克，生薏苡仁、麻黄根各 16 克。

【用法】水煎服，每日 1 剂，每日分 3 次，温服。

【功用】清肝扶脾益肾。

【适应证】宫颈癌。

### 7. 丹栀逍遥散加减方

【方剂】牡丹皮、白术、茯苓、山栀、八月札、夏枯草、当归各 9 克，杭芍、败酱草各 12 克，白花蛇舌草、半枝莲各 15 克，柴胡、甘草各 6 克。

【用法】水煎服，每日 1 剂。

【功用】疏肝解郁，利湿解毒。

【适应证】宫颈癌（肝郁化火型）。

8.知柏地黄丸加减方

【方剂】知母、黄柏、牡丹皮、茯苓、泽泻各9克，墨旱莲、女贞子、白花蛇舌草、生地黄、仙鹤草各15克，枸杞子、夏枯草各12克，甘草6克。

【用法】水煎服，每日1剂。

【功用】滋养肝肾，清热解毒。

【适应证】宫颈癌（肝肾阴虚型）。

9.黄连解毒汤加减方

【方剂】黄连、牡丹皮、赤芍、黄芩、半枝莲、黄柏、栀子各9克，土茯苓、薏苡仁各30克，草河车、白花蛇舌草、车前草各15克，甘草6克。

【用法】水煎服，每日1剂。

【功用】清热解毒，活血化瘀。

【适应证】宫颈癌（湿热瘀毒型）。

## 第九节 膀胱癌

膀胱癌是一种起源于膀胱的恶性肿瘤，在中医学中属"尿血""癃闭""血淋"等病症范畴。中医学认为，膀胱癌是由于外感湿热之邪毒，内因肾气亏损、水湿不化，淤积成毒，湿毒化热下注膀胱所致。膀胱癌患者多数可见无痛性血尿，也可伴有尿频、尿急、尿痛、排尿困难等症状。

根据组织来源，膀胱癌可以分为膀胱尿路上皮癌、膀胱鳞癌、膀胱腺癌、膀胱肉瘤；根据治疗模式及疾病预后的不同，膀胱癌可分为非肌层浸润性膀胱癌和肌层浸润性膀胱癌。

非肌层浸润性尿路上皮癌患者通常采用经尿道膀胱肿瘤电切术，术后进行膀胱灌注治疗，以预防复发；肌层浸润性尿路上皮癌和膀胱鳞癌、腺癌患者通常以全膀胱切除术作为主要治疗手段。对于某些适宜的患者，可以考虑膀胱部分切除术，在保留膀胱功能的同时可有效控制病情。

1. 蜣蛇汤

【方剂】蜣螂虫9克，白花蛇舌草、半枝莲、野葡萄藤各60克，河白草、金茶匙各30克。

【用法】水煎服，每日1剂，分早晚2次服。

【功用】清热利湿，破瘀攻毒。

【适应证】膀胱癌初、中期。

2. 象牙莲蓟汤

【方剂】象牙屑（代用品）、生地黄、知母、黄柏、蒲黄炭、大蓟、小蓟各12克，木馒头15克，半枝莲、重楼、蒲公英、车前子各30克。

【用法】水煎服，每日1剂，分早晚2次服。

【功用】滋阴清热，解毒止血。

【适应证】膀胱癌。

3. 复方二蓟汤

【方剂】生地黄、知母、黄柏、蒲黄炭、大蓟、小蓟、象牙屑（代用品）各12克，王不留行15克，半枝莲、重楼、车前子、蒲公英各30克。

【用法】水煎服，每日1剂，分早晚2次服。

【功用】凉血止血，解毒抗癌。

【适应证】膀胱癌。

#### 4. 龙蛇羊泉汤

【方剂】蜀羊泉（白英）、龙葵、海金沙、土茯苓各30克，灯芯草10～30克，蛇莓15克，竹叶10克。

【用法】水煎服，每日1剂。

【功用】清热利湿，解毒消肿。

【适应证】膀胱癌。

#### 5. 五苓散加味方

【方剂】猪苓、茯苓、白术、生黄芪各15克，泽泻、海金沙、海藻各18克，桂枝10克，生地榆、生薏苡仁、白花蛇舌草各30克。

【用法】水煎服，每日1剂，分早晚2次服。

【功用】温阳化气，利湿行水。

【适应证】膀胱癌。

#### 6. 地榆炭食醋汤

【方剂】地榆炭100克，食醋500毫升。

【用法】水煎服，每日1剂，分2～3次服完，服量不限。

【功用】软坚解毒止血。

【适应证】膀胱癌出现血尿等症。

#### 7. 少腹逐瘀汤加减方

【方剂】桃仁、红花、川芎、延胡索、香附、木香、枳壳各10克，丹参、马鞭草、白花蛇舌草、草河车、生薏苡仁各30克，赤芍、瞿麦各15克，甘草5克。

【用法】水煎服，每日1剂。

【功用】活血化瘀，解毒散结。

【适应证】膀胱癌（瘀血内阻型）。

## 第十节 甲状腺癌

甲状腺癌是一种起源于甲状腺滤泡上皮或滤泡旁上皮细胞的恶性肿瘤，也是头颈部极为常见的恶性肿瘤之一。绝大多数的甲状腺癌病例发生在青壮年时期，这一年龄段的患者较为常见。

根据肿瘤起源及分化差异，甲状腺癌分为甲状腺乳头状癌、甲状腺滤泡癌、甲状腺髓样癌和甲状腺未分化癌四大类。不同病理类型的甲状腺癌在发病机制、生物学行为、组织学形态、临床表现、治疗方法和预后等多个方面存在显著差异。

中医认为，甲状腺癌的发生与情志内伤、饮食不当、水土不适以及个体体质因素密切相关，这些因素被视为引发本病的重要原因。在临床表现方面，患者通常在气管前、颈根正中或稍偏一侧发现肿块，肿块质地坚硬，不能随吞咽而上下移动，固定不可推移，且逐渐增大。此外，颈部可见淋巴结肿大，可压迫气管，导致呼吸困难，也可能出现声音嘶哑。

### 1. 海藻软坚丸

【方剂】昆布、海藻各30克，松萝、川芎、白蔹、当归、白芷各15克，肉桂9克。

【用法】共研细末，炼蜜为丸，每丸重9克，每次服1丸，每日2次。

【功用】清热化痰，软坚散结。

【适应证】甲状腺癌。

2. 清心软坚方

【方剂】夏枯草、金银花、酸枣仁、石斛、海藻、北沙参、白芍、僵蚕、生地黄、天冬、麦冬各20克，川贝、黄药子各10克，昆布15克，地龙、夜交藤各30克。

【用法】水煎服，每日1剂。

【功用】养阴清热，化痰软坚。

【适应证】甲状腺癌（阴虚火郁型）。

3. 海藻抗癌汤

【方剂】海藻、昆布、当归、川芎、香附、陈皮、法半夏、浙贝母、天南星各10克，茯苓、土贝母各12克，穿山甲（代用品）（先煎）、郁金、重楼、连翘、石见穿各15克。

【用法】水煎服，每日1剂。

【功用】化痰软坚，活血散结。

【适应证】甲状腺癌（痰瘀交阻型）。

4. 猫爪草海藻汤

【方剂】猫爪草30克，黄药子、海藻、郁金、浙贝母、昆布各15克，海带18克，夏枯草20克，法半夏、青皮、柴胡各12克，陈皮6克。

【用法】水煎服，每日1剂。

【功用】疏肝理气，消瘿散结。

【适应证】甲状腺癌（肝郁气滞型）。

5. 八珍汤加减方

【方剂】党参25克，夏枯草、山楂、白术、茯苓、白芍各15克，熟地黄20克，川芎10克，鸡血藤、猫爪草各30克，当归、炙甘草各

12克。

【用法】水煎服,每日1剂。

【功用】益气养血,解毒散结。

【适应证】甲状腺癌(气血两虚型)。

6. 海藻玉壶汤加减方

【方剂】海藻、夏枯草、海带各15克,陈皮、川芎、黄药子、海浮石、海螵蛸、忍冬藤各12克,黄芩16克,黄连5克,黄芪20克,猫爪草10克。

【用法】水煎服,每日1剂。

【功用】化痰软坚,消瘿解毒。

【适应证】甲状腺癌(痰凝毒聚型)。

7. 四海舒郁丸加减方

【方剂】海蛤壳、猫爪草各30克,海藻、昆布、海带、黄药子、党参、茯苓、海浮石、白术、法半夏各15克,陈皮6克。

【用法】水煎服,每日1剂。

【功用】健脾化痰,消瘿散结。

【适应证】甲状腺癌(痰湿凝聚型)。

8. 通气散结汤加减方

【方剂】党参、当归、天花粉、黄芩、贝母各15克,川芎、胆南星、炮山甲(代用品)、海藻、莪术、丹参各12克,夏枯草、蜀羊泉、龙葵、猪苓、茯苓、石菖蒲各20克。

【用法】水煎服,每日1剂。

【功用】理气化痰,散瘀破结。

【适应证】甲状腺癌(气滞血瘀型)。

# 第二章　结节类方

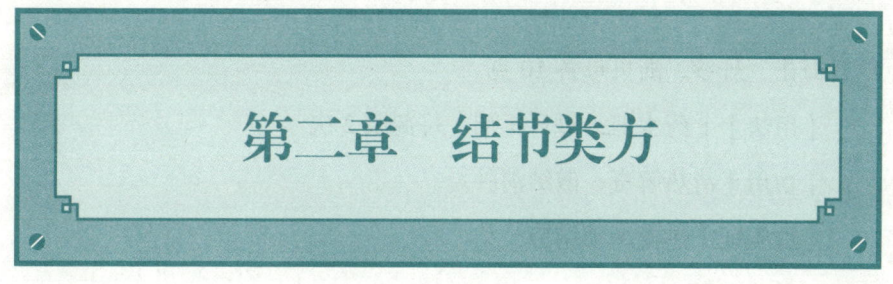

## 第一节　肺结节

肺结节是指在肺部影像上表现为各种大小、边缘清楚或模糊、直径小于等于3厘米的局灶性圆形致密影。肺结节在全球范围内均有存在，但其发病率在欧美国家相对较高，在东方民族中相对少见。肺结节通常多见于20～40岁的人群，且女性的发病率略高于男性。

肺结节可分为良性病变和恶性病变两类。良性病变包括肺结核、肺曲霉菌病、细菌性肺脓肿、肺炎性假瘤、纤维瘤、肺错构瘤、肺良性畸胎瘤等；恶性病变主要是肺癌。此外，转移性恶性肿瘤原发灶多见于乳腺癌、肝癌、结肠癌、黑色素瘤、头颈部恶性肿瘤等。

肺结节一般无明显症状，多在肺部CT检查时发现。临床上，肺结节有三种分类方式：按数量分类，分为孤立性肺结节和多发性肺结节；按病灶大小分类，分为微小结节（直径≤5毫米）、小结节（直径5～10毫米）、肺结节（直径≤3厘米）；按密度分类，分为实性肺结节和亚实性肺结节。

### 1. 清肺消瘤汤

【方剂】鱼腥草、连翘各15克，白花蛇舌草20克，黄芩、夏枯草、梅花、丹参、浙贝母各10克。

【用法】上药水煎，每日1剂，每剂服2次。

【功用】清热解毒，散结消肿。

【适应证】热毒型肺结节。

2. 桂枝茯苓丸

【方剂】桂枝、茯苓、桃仁、丹皮、赤芍各10克。

【用法】研为细末，枣肉和丸，如梧桐子大。每次1丸，每日1～2次。

【功用】活血化瘀，消散结节。

【适应证】血瘀型肺结节。

3. 余莉芳经验方

【方剂】太子参、玄参、丹参、海带、海藻、海蛤壳各15克，浙贝母、桃仁、杏仁、炙黄芪、炒白术、茯苓各10克，法半夏、陈皮各5克，生牡蛎（先煎）30克，生甘草3克。

【用法】水煎服。

【功用】益气活血，化痰软坚。

【适应证】痰瘀交阻所致的肺结节。

4. 柏正平经验方

【方剂】臭牡丹20克，野荞麦根、蒲公英、土茯苓各15克，党参、郁金、夏枯草、浙贝母、鳖甲、淫羊藿、菟丝子、鸡内金、天葵子、桑白皮、黄芩各10克，甘草5克。

【用法】水煎服。

【功用】祛痰化瘀，软坚散结。

【适应证】痰瘀互结、痹阻肺络所致的肺结节。

## 第二节 乳腺结节

乳腺结节是乳房内细胞癌性或非癌性生长的表现。此病由多种病变引起,可能包括乳房感染、脂肪坏死、纤维囊性变、纤维腺瘤、单纯性囊肿、导管内乳头状瘤和恶性肿瘤等。乳腺结节可能是正常腺体,也可能是良性或者恶性肿物。

乳腺结节的症状因良、恶性不同而存在差异,可分为良性病变和恶性病变两类。良性病变多为单侧或双侧多发性结节,结节轮廓清晰、活动性良好;恶性病变则多为单侧单发,结节边界不清、质硬、活动度差、与皮肤粘连、生长较快且无明显痛感,部分结节可能伴有乳头溢液、乳头凹陷等症状。

乳腺结节涵盖范围较广,目前缺乏确切的流行病学数据。从中医学角度来讲,乳腺结节的发生与肝肾不足、阴虚痰凝有关,相应的治法包括疏肝解郁、化痰散瘀、调补气血、滋补肝肾等。

### 1. 温阳散结方

【方剂】淫羊藿15克,鹿角片10克,柴胡、香附各9克,南方红豆杉3克,合欢皮30克,陈皮6克,郁金、娑罗子、路路通、制香附、枳壳各12克。

【用法】每日1剂,上药水煎服,早晚饭后半小时温服,3个月为1个疗程,连服2个疗程。

【功用】温补肾阳,疏肝解郁,软坚散结。

【适应证】乳腺结节。

2. 顺气散结汤

【方剂】菟丝子、柴胡、川芎各15克，鹿角霜、川楝子、炙甘草、白术、赤芍各10克，当归25克，女贞子、熟地黄、旱莲草、夏枯草、延胡索各20克，郁金、泽泻、浙贝母、茯苓、白芍各12克。

【用法】上药水煎服，每日1剂，分早晚2次服，连续服用8周。

【功用】疏肝理气，温肾助阳。

【适应证】乳腺结节。

## 第三节 淋巴结节

淋巴结节通常是指淋巴结出现肿大。淋巴结是一种免疫器官，分布于全身各个部位，如颈部、腹股沟、肠系膜、腋下等区域，其主要功能是过滤淋巴液、捕捉病原体和废物，同时产生淋巴细胞，参与免疫应答。

淋巴结节可由多种因素引起，包括炎症、反应性增生、激素异常、寄生虫感染以及肿瘤等。感染性原因，如细菌、病毒等病原体感染，可引发淋巴结肿大和细胞成分增生。血液肿瘤，如淋巴瘤或白血病，以及恶性肿瘤转移，也可能致使淋巴结异常增大或改变形态。

淋巴结在大小、结构和形态上出现异常，可能在触诊或影像学检查中被察觉，这提示其与正常淋巴结有所不同。无论是良性还是恶性病变，都需要进一步检查和诊断，以确定淋巴结结节的性质并指导后续治疗。

1. 消瘰丸

【方剂】玄参、牡蛎（醋研）、川贝母各120克。

【用法】将上药共研细末，炼蜜为丸，如梧桐子大。每服9克，日服2次。

【功用】清热化痰，软坚散结。

【适应证】颈淋巴结结核，急、慢性淋巴结炎，乳腺增生病以及肺结核，甲状腺功能亢进，甲状腺肿大等病症。

2. 香贝养营汤

【方剂】白术（土炒）6克，人参、茯苓、熟地黄、川芎、当归、白芍（炒）、陈皮、贝母、香附（酒炒）各3克，桔梗、甘草各15克，生姜3片，大枣2枚。

【用法】水煎服，每日1剂，日服2次。

【功用】补气养血，行气化痰。

【适应证】慢性淋巴结炎、颈淋巴结结核以及各种疮疡溃破排脓不畅等病症。

3. 软坚散结汤

【方剂】炒橘核（打）、浙贝母、炒枳实、煨莪术、法半夏、天葵子各10克，海藻、昆布各15克，牡蛎粉、蒲公英、地丁草各30克，夏枯草、白花蛇舌草各60克。

【用法】水煎服，两日1剂，分6次服，10剂为1个疗程。

【功用】行气散结，化痰软坚，清热解毒。

【适应证】瘰疬。

4. 内消瘰疬丸

【方剂】夏枯草250克，青盐、玄参各150克，天花粉、甘草、白蔹、当归、海藻、枳壳、桔梗、川贝母、制大黄、薄荷、连翘、海蛤粉、生地、硝石各 30 克。

【用法】将上药共研细末,酒糊为丸,如梧桐子大。每服 6～9 克,每日服 2 次,温开水送服。

【功用】软坚散结,化痰消瘿。

【适应证】颈淋巴结结核、单纯性甲状腺肿大、甲状腺腺瘤、甲状腺囊肿、乳腺增生病等病症。

5. 散肿溃坚汤

【方剂】黄芩 24 克,知母、黄柏、龙胆草、天花粉、桔梗、昆布各 15 克,柴胡 12 克,升麻、连翘、甘草、三棱、莪术各 9 克,葛根、当归尾、芍药各 6 克,黄连 3 克。

【用法】将上药共研细末,每服 18～21 克,先用水浸半日后煎,热服,每日服 2 次。

【功用】行气活血,消肿化坚,清热泻火,化痰散结。

【适应证】瘰疬,马刀疮结硬如石或已破流脓水者。

# 第四节 甲状腺结节

甲状腺结节是一种内分泌系统的多发病和常见病,属于中医学"瘿病""瘿瘤"的范畴。中医学在治疗本病,尤其是无伴发症状的甲状腺结节方面具有独特的优势。甲状腺结节多因机体脏腑功能失调,气滞、痰凝、血壅结于颈前而发病,以颈前下方肿大为主要特征。

根据甲状腺结节的严重程度,可分为良性和恶性两类。良性甲状腺结节以结节性甲状腺肿和甲状腺腺瘤居多,大多较为安全,一般可观察，腺瘤手术可根治；恶性甲状腺结节以分化型甲状腺癌居多，需要手术治疗，绝大部分可以得到根治。

根据结节的质地状态，可分为实性和囊性两类。实性结节内部为组织增生，是腺瘤和癌变的主要类型；囊性结节内部为液体，有些会发生囊内出血，造成患者局部疼痛。根据结节对放射性核素的摄取能力不同，分为热结节和冷结节。热结节是具有内分泌功能的自主性甲状腺结节，几乎多为良性；冷结节是无内分泌功能的，有癌的可能。

### 1. 甲瘤丸

【方剂】夏枯草、全当归、珍珠母、生牡蛎各30克，昆布、丹参各15克。

【用法】将上药共研细末，加蜜制丸，每丸重9克，每日服药2次，每次1丸，用药3个月为1个疗程。

【功用】软坚散结，活血化瘀。

【适应证】甲状腺良性结节。

### 2. 解郁消瘿汤

【方剂】柴胡、郁金、香附、木香、佛手、陈皮、鳖甲、浙贝母各12克，黄药子、醋三棱、莪术、漏芦各15克，海浮石20克，大黄、甘草各6克，牡蛎、夏枯草各30克。

【用法】水煎服。

【功用】疏肝解郁，消瘿破气。

【适应证】甲状腺良性结节。

### 3. 泻肝散结汤

【方剂】龙胆草、昆布、海藻、浙贝母、玄参各15克，栀子、郁金、黄柏、黄芩、黄药子、地龙各12克，钩藤、夏枯草、生地、生牡蛎各30克，石膏、连翘各20克，黄连10克。

【用法】水煎服。

【功用】清肝泻火,散结消瘿。

【适应证】甲状腺结节。

4. 滋阴软坚汤

【方剂】知母、黄柏、山药、茯苓、元参、黄药子、重楼、浙贝母各15克,丹皮、黄精、王不留行各12克,桑葚、夏枯草、牡蛎各30克,白芍、生地各20克,穿山甲(代用品)3克,甘草6克。

【用法】水煎服。

【功用】滋阴降火,软坚散结。

【适应证】甲状腺结节。

5. 益气散结汤

【方剂】黄芪、生地、酸枣仁各20克,白术、元参、川芎、鳖甲、黄药子、龟板、黄药子各12克,白芍、当归、麦冬、浙贝母各15克,丹参、生牡蛎各30克,甘草6克。

【用法】水煎服。

【功用】益气养阴,散结平气。

【适应证】甲状腺结节。

6. 四海舒郁丸

【方剂】陈皮、海蛤粉、柴胡各9克,夏枯草、青木香、海带、海藻、昆布、海螺蛸各15克,黄药子3克,香附6克,鳖甲18克。

【用法】每日1剂,早晚分2次口服,疗程为3个月。

【功用】行气化痰,软坚消瘿。

【适应证】痰、气、瘀互结所致的甲状腺结节。

7. 夏菇消瘿散

【方剂】柴胡、当归、白芍、炒白术、茯苓各15克,鬼箭羽、黄芩、夏枯草各10克，山慈姑8克，生牡蛎30克，甘草6克。

【用法】煎至150毫升1袋，早晚各服1袋，4周为1个疗程。

【功用】软坚散结，活血化瘀。

【适应证】良性甲状腺结节（肝郁脾虚、痰瘀互结型）。

### 8. 夏枯散结汤

【方剂】夏枯草30克，生牡蛎15克，焦栀子12克，当归、丹参、玄参各20克，浙贝母、川芎、半夏、陈皮各10克。

【用法】水煎服，每日1剂，每日分2次或3次，温服。20天为1个疗程，治疗3～6个疗程。

【功用】清肝散结，行气化痰，活血化瘀，软坚消瘰。

【适应证】甲状腺结节。

### 9. 理气清热软坚散结方

【方剂】柴胡10～12克，白芍10～15克，全瓜蒌25～30克，浙贝母10～15克，玄参15～30克，黄芩10～15克，昆布20～25克，海藻20～25克，夏枯草15～20克，牡蛎15～20克，王不留行15～20克，木鳖子（去壳）1～2个，甘草6～8克。

【用法】水煎服，每日1剂，食后1小时，温服。

【功用】清热化痰，软坚散结。

【适应证】甲状腺囊肿（肝郁气滞、痰瘀热结型）。

# 第三章 癥瘕类方

## 第一节 宫颈炎

宫颈炎多由病原菌感染所致,也可因宫颈细胞损伤或长期受刺激引发。此病包括子宫颈阴道部炎症及子宫颈管黏膜炎症,是妇科常见疾病之一,多见于育龄女性,老年女性也可能发生。

在临床上,宫颈炎分为急性宫颈炎和慢性宫颈炎两种,以慢性炎症较为常见。急性宫颈炎表现为宫颈红肿、颈管黏膜水肿,常伴有急性阴道炎或急性子宫内膜炎;慢性宫颈炎表现为宫颈肥大、宫颈息肉、宫颈腺囊肿和宫颈外翻等。

由淋病奈瑟菌或衣原体引起的宫颈炎,感染可蔓延至子宫内膜和输卵管,引发盆腔炎性疾病。若未及时治疗,可能导致女性生殖器官受损,进而造成不孕。此外,宫颈炎还会增加感染艾滋病病毒的风险。

1. 强筋壮骨丸

【方剂】苍术、黄柏、牛膝、薏苡仁各11克。

【用法】研末,过筛去渣为丸。每次8克,温开水送服,每日2次。

【功用】利湿清热。

【适应证】慢性宫颈炎（湿热下注型）。

2. 泻火存阴方

【方剂】白花蛇舌草、土茯苓、蜀羊泉、墨旱莲各28克，炒知母、炒黄柏、鸡冠花各11克，生地黄、熟地黄、椿根皮、车前子（包）、贯众炭、乌贼骨、熟女贞子、杜仲各16克。

【用法】水煎服，每剂煎2次，过滤去药渣，得药液约400毫升，每日分早晚2次服，7天为1个疗程。

【功用】益肝肾，清湿热。

【适应证】子宫内膜炎、细菌性阴道炎、经期延长或经间期出血等。

3. 地黄消炎汤

【方剂】熟地黄24克，泽泻、牡丹皮各7克，五灵脂、山药、山茱萸、茯苓、蒲黄各11克。

【用法】水煎服，每日1剂，每日分3次，温服，7剂为1个疗程。

【功用】活血化瘀，滋补阴津。

【适应证】宫颈炎。

4. 泻下热结汤

【方剂】败酱草、冬瓜仁、薏苡仁、山药、金樱子、忍冬藤各28克，绵茵陈26克，茯苓18克，麦冬、黑栀子各16克。

【用法】每剂煎2次，过滤去药渣，得药液约400毫升，每日分早晚2次服，2周为1个疗程。

【功用】利湿清热。

【适应证】盆腔炎、输卵管阻塞性不孕症。

5. 壮腰益肾汤

【方剂】芡实、炒山药各28克，盐黄柏6克，车前子4克，白果仁

（捣碎）10 枚。

【用法】水煎服，每剂煎 2 次，过滤去药渣，得药液约 400 毫升，每日分早晚 2 次服，连服 5 日。

【功用】清利湿热。

【适应证】盆腔炎、阴道炎、月经延长、经间期出血等。

### 6. 清热利湿解毒汤

【方剂】绵茵陈、茯苓、佩兰、布渣叶、金银花、白花蛇舌草各 16 克，厚朴、黄柏各 14 克。

【用法】水煎服，每剂煎 2 次，过滤去药渣，得药液约 400 毫升，每日分早晚 2 次服，7 天为 1 个疗程。

【功用】解毒清热，利湿止带。

【适应证】盆腔炎、宫颈炎以及阴道炎。

### 7. 益气养阴固本汤

【方剂】山药、土茯苓、党参各 16 克，生地黄 18 克，茜草、白芍、龙骨、牡蛎、乌贼骨、白头翁、败酱草、地榆、鸡冠花各 11 克。

【用法】水煎服，每日 1 剂，每日分 3 次，温服。

【功用】清热祛瘀，养阴益气。

【适应证】宫颈炎。

### 8. 健脾补肾化湿方

【方剂】白术、白芍、海螵蛸、菟丝子、山药各 7 克，党参、焦米仁、杜仲、续断各 11 克，茯苓 14 克，乌鸡白凤丸 2 粒。

【用法】水煎服，每剂煎 2 次，滤去药渣，得药液约 400 毫升，每日分早晚 2 次服，7 天为 1 个疗程。

【功用】补肾，健脾，化湿。

【适应证】宫颈炎。

## 第二节 卵巢囊肿

卵巢囊肿是一种常见的妇科疾病，通常表现为卵巢内或其表面形成的囊状结构，囊内可能含有液体或固态物质。该病在育龄期女性中较为常见，绝经后的女性也可能出现。其发生可能与多种因素有关，包括环境、饮食、感染及激素水平等。

根据卵巢囊肿的形成是否与月经周期有关，可将其分为功能性囊肿和非功能性囊肿两大类。功能性囊肿通常不会危害健康，且很少引起疼痛，在2～3个月经周期内会自行消失；非功能性囊肿又分为皮样囊肿、囊腺瘤和卵巢子宫内膜异位囊肿等。

大多数卵巢囊肿能够在数月内自行消失，通常不会对人体造成明显损害。部分患者的囊肿可能不断增大，导致出现下腹部不适、月经异常等症状。如果不及时治疗，可能引发一系列继发性病变，如囊肿破裂、蒂扭转或感染等。这些并发症可引起剧烈腹痛、内出血及其他严重症状。

### 1. 逍遥散

【方剂】旱莲草、白术、山萸肉、茯苓、陈皮、木香各10克，甘草5克。

【用法】研为细末，加水冲泡，每日分早晚2次服用，每日1次。

【功用】理气消痞，散结止痛。

【适应证】卵巢囊肿。

### 2. 小红花饮

【方剂】小红花、炒枳壳、柴胡、白芍、茯苓、防风各10克，蒲公英15克，甘草5克。

【用法】水煎，每日分早晚2次服用，每日1次。

【功用】清热解毒，调经止痛。

【适应证】卵巢囊肿。

### 3. 石菖蒲汤

【方剂】石菖蒲30克，当归、白术、陈皮、木香、干姜、丹皮、黄芩各10克。

【用法】水煎，每日分早、中、晚3次服用，每日1次。

【功用】调经止痛，消肿散结。

【适应证】卵巢囊肿。

### 4. 宣肺利水汤

【方剂】麻黄、牡蛎、昆布、海藻各15克，桂枝、白术、茯苓、益母草、黄芪、猪苓各10克。

【用法】每日1剂，水煎取汁共300毫升，早晚各服用150毫升，12周为1个疗程。

【功用】宣肺清热，利水消肿。

【适应证】卵巢囊肿。

### 5. 当归芍药散

【方剂】当归、赤芍、白芍、川芎、白术、茯苓、泽兰、虎杖、马鞭草、鸡内金、川牛膝各15克，桂枝10克。

【用法】每日1剂，水煎2次，每日早晚各服1次。1个月为1个疗程，观察3个疗程。

【功用】养血调肝，健脾祛湿。

【适应证】卵巢囊肿。

6. 甲猫消瘤汤

【方剂】炮穿山甲（代用品）、桃仁、赤芍、白术、青皮各 15 克，鳖甲、黄芪、猫爪草、三棱各 20 克，生地黄、当归各 12 克，川芎、红花各 10 克。

【用法】水煎服，每日 1 剂。

【功用】通经消肿，软坚散结。

【适应证】卵巢囊肿。

# 第三节 子宫肌瘤

子宫肌瘤，又称纤维肌瘤、子宫纤维瘤，主要由子宫平滑肌细胞增生而成，其中含有少量纤维结缔组织。临床症状通常包括子宫增大、月经量过多或淋漓不净等，给日常生活带来诸多不便。

子宫肌瘤是女性极为常见的良性肿瘤之一，多由气滞血瘀、湿热瘀结或痰积等因素引起。通常发生在 30～50 岁的女性群体中，临床症状主要表现为月经异常、腹部肿块、白带增多、下腹坠胀等。

部分子宫肌瘤患者可能无明显症状，往往在常规体检或孕期产检中偶然发现。患者的症状与肌瘤的大小、数量、部位、生长速度以及是否发生变性等因素密切相关。许多患者子宫内会发现两个或更多肌瘤，这些肌瘤大小和位置各异，可能属于不同类型。

1. 消瘤丸

【方剂】党参、白术、莪术、赤芍、桂枝、牛膝各 15 克，茯苓 20

克，三棱 25 克。

【用法】研为细末，炼蜜成药丸，每丸约重 9 克，每次 1 丸口服，早晚各服 1 次。

【功用】活血，化瘀，散结。

【适应证】子宫肌瘤。

2. 化瘀破症汤

【方剂】海藻 45 克，丹参、瓜蒌各 30 克，橘核、牛膝、山楂各 20 克，赤芍、蒲黄、五灵脂各 15 克，三棱、莪术、延胡索、血竭、连翘、山甲珠（代用品）、桂枝、半夏、贝母、香附、青皮各 10 克。

【用法】将上药加水煎 2 次滤汁，每日 1 剂。每日分 2 次口服，连服 30 剂为 1 个疗程。

【功用】疏肝解郁，软坚散结。

【适应证】子宫肌瘤。

3. 软坚散结汤

【方剂】海藻、昆布、海浮石（打碎先煎）、生牡蛎（打碎先煎）各 30 克，山慈姑、夏枯草各 15 克。

【用法】将上药加水煎 2 次取汁口服，每日 1 剂，连用 20 天为 1 个疗程。

【功用】疏肝化瘀，通络散结。

【适应证】子宫肌瘤。

4. 疏肝散结汤

【方剂】柴胡 9 克，生牡蛎（先煎）30 克，丹参、赤芍、玄参、当归、夏枯草、海藻、昆布、海浮石（先煎）、牛膝各 15 克，川贝母（研冲）3 克。

【用法】水煎服，每日 1 剂，每日服 2 次。

【功用】活血化瘀，软坚散结。

【适应证】子宫肌瘤、乳腺瘤、甲状腺瘤等。

5. 清瘀化瘕汤

【方剂】党参12克，木馒头、生贯众、半枝莲各30克，鬼箭羽、海藻各20克，甘草9克，制香附、天葵子、紫石英各15克。

【用法】水煎服，每日1剂，每日服2次。

【功用】清热化瘀，破瘕散结。

【适应证】子宫肌瘤。

6. 桃核承气汤

【方剂】桃仁、大黄各24克，桂枝12克，甘草、芒硝各6克。

【用法】每日1剂，水煎2次，取汁200毫升，每日口服2次，每次100毫升。

【功用】破血下瘀。

【适应证】子宫肌瘤。

7. 银花蕺菜饮

【方剂】金银花、土茯苓各15克，蕺菜、炒荆芥各10克，甘草3克。

【用法】每日1剂，水煎2次，取汁200毫升，每日口服2次，每次100毫升。

【功用】解毒除湿，破瘀消症。

【适应证】子宫肌瘤（湿毒蕴结型）。

## 第四节 慢性盆腔炎

慢性盆腔炎是指女性内生殖器及其周围结缔组织、盆腔腹膜发生的慢性炎症。此病多发生于性活跃的生育期女性,主要由沙眼衣原体和(或)淋病奈瑟菌等感染引起,主要表现为下腹疼痛、坠胀感及腰骶部酸痛等。

慢性盆腔炎是一种较为顽固的妇科疾病,可导致月经紊乱、白带增多、腰腹疼痛等,甚至可能引发不孕。该病可局限于盆腔的某一部位,也可能同时累及多个区域,最常见的并发症包括输卵管炎和输卵管卵巢炎。

盆腔炎性疾病的病原体可分为外源性病原体和内源性病原体。外源性病原体感染主要为性传播疾病病原体;内源性病原体感染来自寄居在阴道内的微生物群,主要有需氧菌及兼性厌氧菌。这两种病原体可以单独存在,也可以混合感染。

### 1. 补肾补湿散

【方剂】红藤、败酱草、薏苡仁各16克,炒当归、赤芍、白芍、延胡索各14克,广木香、炒柴胡、陈皮各6克,桑寄生、山楂各11克。

【用法】水煎服,每日1剂,每日2次,早晚分服。

【功用】利湿清热,化瘀通络。

【适应证】慢性盆腔炎。

### 2. 丹参消炎汤

【方剂】枳实、赤芍各 16 克，柴胡、甘草、穿山甲（代用品）、鹿角霜各 14 克，蒲公英、莪术、白花蛇舌草各 18 克，三七粉（分冲）4 克，生黄芪、丹参各 28 克。

【用法】水煎服，每日 1 剂，每日分 3 次，温服。

【功用】活血理气，祛瘀止痛。

【适应证】慢性盆腔炎。

### 3. 益气和中汤

【方剂】人参、白术、干姜各 7 克，肉豆蔻 14 克，五味子、吴茱萸、水蛭各 6 克，虻虫 4 克，补骨脂、桂枝、炙甘草、当归各 11 克。

【用法】水煎药时加放生姜 11 克，大枣 5 枚。每日 1 剂，每日分 3 次，温服，7 剂为 1 个疗程。

【功用】温肾补脾，活血化瘀。

【适应证】慢性盆腔炎。

### 4. 清热解毒汤

【方剂】连翘、金银花、生地黄、白花蛇舌草、马鞭草、红藤各 16 克，柴胡、赤芍、丹皮、枳实、桃仁、大黄（后下）各 14 克，生甘草 6 克。

【用法】水煎服，每日 2 剂。

【功用】清热解毒。

【适应证】慢性盆腔炎。

### 5. 郁金汤加减方

【方剂】白术、香附各 11 克，丹参、当归、党参、郁金、川草薢各 16 克，茯苓 18 克，赤芍、苍术各 14 克，炙甘草 6 克。

【用法】每日 1 剂，水煎 2 次，过滤去药渣，得药液约 400 毫升，每日分早晚2次服，7～14天为1个疗程。

【功用】化湿健脾，理气化瘀。

【适应证】慢性盆腔炎（脾虚湿瘀互结型）。

### 6. 养阴和营汤

【方剂】百部11克，当归、鳖甲、丹参、怀牛膝、大生地黄、蕺菜、熟女贞子各7克，枸骨叶18克，山海螺16克。

【用法】每日1剂，水煎2次，过滤去药渣，得药液约400毫升，每日分早晚2次服，15天为1个疗程。

【功用】养阴和营。

【适应证】结核性盆腔炎。

### 7. 黄芪丸加减方

【方剂】肉桂（焗服）1.6克，黄芪、茯苓各18克，淫羊藿11克，补骨脂、菟丝子、白术、当归各16克，熟附子、桑螵蛸各7克。

【用法】每日1剂，水煎2次，过滤去药渣，得药液约400毫升，每日分早晚2次服，15天为1个疗程。

【功用】培元温肾，固涩止带。

【适应证】慢性盆腔炎（肾阳虚型）。

### 8. 清热利湿汤

【方剂】木通4克，萹蓄、瞿麦、滑石各11克，车前子、延胡索各7克，连翘、蒲公英各16克。

【用法】水煎服，每日1剂，每日分3次，温服。

【功用】清热利湿，化瘀止痛。

【适应证】慢性盆腔炎属于湿热下注者。

### 9. 活血行气汤

【方剂】赤芍、乌药、桃仁各16克，丹参18克，牡丹皮、川楝子各 14 克,延胡索 11 克,香附、当归各 7 克,败酱草 28 克。

【用法】每日 1 剂,水煎 2 次,过滤去药渣,得药液约 400 毫升,每日分早晚 2 次服,7～14 天为 1 个疗程。

【功用】化瘀活血,行气止痛。

【适应证】慢性盆腔炎(气滞血瘀型)。

### 10. 消积止痛汤

【方剂】赤芍、白芍、大血藤、丹参各 16 克,柴胡、枳实、牛膝、大黄各 7 克,甘草 6 克,三棱、莪术、香附各 11 克,败酱草 28 克。

【用法】每天 1 剂,水煎 2 次,过滤去药渣,得药液约 400 毫升,每日分早晚 2 次服,15 日为 1 个疗程。

【功用】行气逐瘀,消积止痛。

【适应证】慢性盆腔炎(瘀热内结型)。

### 11. 温补健脾汤

【方剂】熟附片 16 克,胡芦巴、小茴香、石榴皮、蜂房各 11 克,败酱草 18 克,红藤 28 克,鹿角片、煨木香各 14 克,熟薏苡仁 38 克,干姜、甘草各 10 克。

【用法】水煎服,每日 1 剂,每日分 3 次,温服。

【功用】散寒化湿,温补脾肾。

【适应证】慢性盆腔炎。

## 第五节 输卵管阻塞

输卵管阻塞是女性不孕症中主要病因之一,常由多种因素引发,包括感染、损伤、炎症以及盆腔粘连等。一般来说，此病没有典型症状，最常见的表现是不孕。输卵管发挥运送精子、摄取卵子及把受精卵运送到子宫腔的作用，输卵管发生阻塞，从而导致不孕或宫外孕。

如果出现输卵管阻塞的情况，可能出现以下症状：急性炎症期患者伴有发热、下腹痛、阴道分泌物增多；子宫内膜异位症患者伴有痛经；输卵管结核患者伴有低热、消瘦、慢性发热等。

输卵管阻塞导致女性不孕的概率为25%～35%。导致输卵管损伤的主要原因是盆腔炎。继发性输卵管梗阻的发生率和盆腔炎的发生率直接相关。输卵管重建术后的生殖能力取决于输卵管损伤的部位和程度。

### 1. 通管汤

【方剂】红花、生茜草、当归、熟地、赤芍、白芍、路路通、石菖蒲、川芎、皂角刺各9克，桃仁、海螵蛸、制香附、生薏苡仁各12克，败酱草、红藤各15克。

【用法】水煎服，每日1剂，每日2次，早晚分服。

【功用】活血化滞。

【适应证】因盆腔炎症引起的输卵管阻塞性不孕症。

### 2. 疏通汤

【方剂】败酱草、大血藤、地丁草、蒲公英各30克，土茯苓、香附子各15克，川楝子、王不留行、车前子、郁金各12克，炮穿山甲（代用品）、两头尖各10克。

【用法】水煎服，每日1剂，每日2次，早晚分服。

【功用】清热解毒利湿，活血祛瘀通络。

【适应证】输卵管阻塞。

### 3. 地蚤汤

【方剂】地丁草、重楼、虎杖各15克，当归、川楝子、延胡索各

10 克，川芎 5 克。

【用法】水煎服，每日 1 剂，每日 2 次，早晚分服。

【功用】疏肝理气，清利湿热，活血化瘀。

【适应证】附件炎、输卵管积水、输卵管不通等。

4. 加减温肾通络汤

【方剂】淫羊藿 15 克，益母草 30 克，细辛 3 克，炙甘草、穿山甲（代用品）各 6 克，仙茅、全当归、杭芍、川芎、小茴香、台乌药、炙黄芪、熟地、路路通、橘核、荔枝核各 10 克。

【用法】水煎服，每日 1 剂。

【功用】疏肝理气，活血化瘀。

【适应证】输卵管积水。

5. 通卵受孕种育丹

【方剂】赤芍、当归、炒蒲黄各 10 克，干姜、川芎各 8 克，荔枝核、玄胡各 15 克，官桂 4.5 克，炒茴香 3 克。

【用法】水煎服，每日 1 剂，每日 2 次，早晚分服。

【功用】温经暖宫，活血理气。

【适应证】输卵管阻塞而致的不孕症。

## 第六节　子宫内膜异位症

子宫内膜异位症，又称内异症，是女性常见的良性疾患，属于中医学中的"癥瘕"和"腹痛"范畴。此病的主要病理特征为子宫体腔上皮化生，虽然这些异位的子宫内膜组织与正常位置的子宫内膜相同，但在月经周期中,它们同样受到卵巢激素的影响,可能出现增生或分泌期的变化。

子宫内膜异位症多发生于30～40岁的女性。据临床统计,这种疾病的内膜组织恶变较为罕见。该病临床最常见的症状为痛经,疼痛部位多处于下腹部及腰骶部,可放射至会阴部、大腿部或肛门部。

子宫内膜异位症的治疗包括期待治疗、药物治疗和手术治疗,具体应由医生根据患者的年龄、症状、体征、病变范围以及对生育的要求进行选择。此外,该病的治疗目标在于减轻和控制疼痛、促进生育,并降低复发风险。

### 1. 消异汤

【方剂】五灵脂、延胡索、生蒲黄、赤芍、莪术各15克,当归、川芎各12克,三棱、桂枝、红花、鳖甲各10克。

【用法】水煎服,每日1剂,分早晚2次服。

【功用】活血化瘀,理气通络。

【适应证】子宫内膜异位症。

### 2. 祛瘀汤

【方剂】贯众、全当归、炒白芍各10克,益母草、泽兰各15克,红花6克,蒲公英20克,炙甘草5克。

【用法】水煎服,随症加减,每日1剂。

【功用】活血祛瘀。

【适应证】子宫内膜异位症。

### 3. 失笑散

【方剂】炒蒲黄10克,五灵脂15克。

【用法】水煎服,每日口服2次。

【功用】活血散瘀,止痛止血。

【适应证】子宫内膜异位症。

#### 4. 圣愈汤

【方剂】生地黄、熟地黄、川芎、人参各6克,当归、黄芪各10克。

【用法】将上药研为粗末,水煎服,每日服2次。

【功用】补气血,退虚热。

【适应证】子宫内膜异位症(气血虚弱型)。

#### 5. 慎言祛瘀汤

【方剂】丹参、益母草、鸡血藤各15克,柞木枝、生蒲黄、紫石英、石见穿、川芎各10克,赤芍、三棱、莪术、仙茅、熟地、枸杞子各12克。

【用法】加水泡至药面上,大火煎开,再小火煎10分钟即可,每日1剂,2次分服,3个月为1个疗程。

【功用】活血调经,补肾益精。

【适应证】痛经、月经过多或经期延迟、子宫内膜异位症、不孕、内膜异位囊肿等。

#### 6. 易位复原汤

【方剂】赤芍、党参、川楝子各15克,川芎、柴胡、当归、桃仁、红花、延胡索各10克,小茴香6克。

【用法】水煎服,每日1剂。

【功用】活血祛瘀,疏肝通络。

【适应证】子宫内膜异位症。

#### 7. 良方温经汤

【方剂】当归、川芎、赤芍、莪术、党参、怀牛膝、鸡血藤、生牡蛎各15克,肉桂心、龟甲、淫羊藿各10克,干姜、茴香、炙甘草各

6克。

【用法】每日1剂，用水煎2次，月经前服5～7剂。

【功用】温经散寒，养血祛瘀。

【适应证】子宫内膜异位症而致的不孕症。

8. 当归四逆汤

【方剂】当归、桂枝、芍药各9克，细辛3克，甘草9克，通草6克，大枣10枚。

【用法】水煎服，每日服用2次。

【功用】养血通络，温经散寒。

【适应证】子宫内膜异位症。

9. 柴胡当归红花汤加减方

【方剂】柴胡10克，天花粉、乌药、炮山甲（代用品）、桃仁（打）各15克，川红花6克，大黄（酒洗，后下）、当归各9克，甘草3克，琥珀末（冲）1.5克，黄糖（自加）适量。

【用法】自加鸡蛋1个，与药同煎，清水3碗煎至1碗（鸡蛋去壳）后纳黄糖，空腹服药。

【功用】理气，养阴，除痛。

【适应证】子宫内膜异位症或子宫肌瘤病。

# 第四章 增生类方

## 第一节 乳腺增生症

乳腺增生症，又称乳腺腺病或纤维囊性乳腺病，是一种常见的乳腺疾病。此病与内分泌功能紊乱密切相关，尤其是雌激素和孕激素比例失衡以及乳腺激素受体的数量和敏感性变化。此外，催乳素水平的升高也被认为是其发病机制之一。

乳腺增生症属于中医学中的"乳癖"范畴，多发于30～50岁的女性，70%～80%女性会有不同程度的乳腺增生，男性偶有发生。主要症状包括乳腺疼痛、结节或肿块，部分患者会出现乳头溢液。同时，患者还可能伴有焦虑、抑郁和月经紊乱等症状。

乳腺增生症的病程通常较长，部分患者可达数年。乳腺增生症的治疗方案主要取决于症状的严重程度、临床表现和病理类型。对于轻度和中度疼痛者，主要侧重于心理疏导和生活习惯调整；对于持续性严重疼痛者，可以采用药物治疗，以缓解疼痛和其他不适症状。

1. 消癖汤

【方剂】柴胡、橘核、荔枝核、赤芍、川芎各15克，青皮、香附、半夏、川贝母、穿山甲（代用品）各10克，当归、茯苓、全瓜蒌各20

克，丝瓜络30克。

【用法】水煎两遍调匀，分早晚2次，温服，每日1剂。

【功用】理气化滞。

【适应证】肝郁、脾虚、肾亏引起的乳腺增生症。

2. 乳核饮

【方剂】柴胡、白芍、香附、郁金各12克，青皮、丹参、三棱各9克，生牡蛎（先煎）30克、夏枯草各30克，白花蛇舌草、黄芪各15克。

【用法】水煎服，每日1剂，每日2次，早晚分服。

【功用】活血化瘀，消痰散结。

【适应证】乳腺增生症。

3. 乳块消汤

【方剂】瓜蒌、生牡蛎、夏枯草、昆布、海藻、丹参各15克，柴胡、天门冬、三棱、莪术、橘叶、橘核、半夏各9克。

【用法】水煎服，每日1剂，每日2次，早晚分服。

【功用】疏肝解郁，祛痰散结。

【适应证】乳腺增生症。

4. 加味瓜蒌汤

【方剂】当归12克，瓜蒌30克，乳香、没药、甘草各3克，橘核、荔枝核各15克。

【用法】水煎服，每日1剂，每日2次，早晚分服。

【功用】活血化瘀，软坚散结。

【适应证】乳腺增生症。

5. 软坚消癖汤

【方剂】香附、当归、郁金、穿山甲（代用品）、白术、半夏各

10克，白芍15克，茯苓18克，柴胡、木香（后下）、皂荚各6克，昆布、海藻各12克。

【用法】水煎服，每日1剂。

【功用】疏肝健脾，化痰软坚，活血通络。

【适应证】乳腺小叶增生、乳房囊性增生、乳房纤维瘤等疾病。

### 6. 清热活血方

【方剂】蒲公英30克，金银花20克，当归15克，柴胡10克，乳香、没药各3克。

【用法】水煎服，每日1剂。

【功用】清热解毒，活血止痛。

【适应证】肝郁化火之乳腺增生症。

### 7. 黄芪甘草汤

【方剂】黄芪25克，甘草9克。

【用法】水煎服，冲服3剂，每日1剂。

【功用】清热解毒，和中止痛。

【适应证】乳腺肿块明显及胸痛、乳头分泌物增加者。

### 8. 附子牡蛎汤

【方剂】附子15克，牡蛎30克。

【用法】水煎服，冲服3剂，每日1剂。

【功用】温补阳气，散寒止痛。

【适应证】乳腺增生及胸痛者。

### 9. 乳中结核方

【方剂】归尾、赤芍、白芍、川芎、贝母、桔梗、红花各9克，青皮、陈皮、川楝子、连翘、茯苓各12克，甘草3克。

【用法】水煎服，每日1剂，每日2次，早晚分服。

【功用】疏肝解郁，活血化瘀。

【适应证】慢性乳房纤维增生病变。

### 10. 逍遥蒌贝散

【方剂】当归、柴胡、茯苓、白术、贝母各 10 克，半夏、南星各 9 克，白芍、生牡蛎、瓜蒌各 15 克，山慈姑 12 克。

【用法】水煎服，每日 1 剂，每日 2 次，早晚分服。

【功用】疏肝理气，化痰散结。

【适应证】乳癖、乳岩初期、瘰疬等。

### 11. 补中益气汤加味方

【方剂】蒲公英、生黄芪各 25 克，当归、党参各 15 克，白术、陈皮各 12 克，升麻、甘草各 6 克，柴胡 10 克，金银花 18 克。

【用法】水煎 2 次服，每日 1 剂。

【功用】调补脾胃，升阳益气。

【适应证】乳痈。

### 12. 当归白芍附子汤

【方剂】当归 15 克，白芍 12 克，附子 6 克。

【用法】水煎服，冲服 3 剂，每日 1 剂。

【功用】调肝止痛，健脾化湿。

【适应证】乳腺浮肿或肿大者。

## 第二节　骨质增生症

骨质增生症，又称骨痹，是一种常见的骨科疾病，多发生于中老年人群。该病的特点是椎骨边缘、关节边缘、关节面及骨突处的骨小梁增多，同时伴有骨密度增加。随着年龄增长，骨质逐渐发生退行性变化，导致骨骼结构出现异常增生，形成刺状或唇样骨质突起。这些骨质增生可能引发关节疼痛、活动受限及其他症状，严重时还可能影响日常生活。

骨质增生是人体衰老的一种正常退化现象，可发生于全身各个部位。到了一定年龄，每个人在活动较多且负重较大的关节，如颈椎、腰椎、膝关节等，都会出现不同程度的骨质增生。

骨质增生症通常与年龄增长、过度劳损、外部创伤、内分泌失调以及不良姿势等因素密切相关。治疗骨质增生的方法多种多样，主要包括一般治疗、中医治疗、药物治疗。对于严重病例，手术治疗是必要的选择。

### 1. 皂角刺汤

【方剂】皂角刺 50 克，当归、红花、山茱萸各 10 克，川芎 15 克，鸡血藤 30 克，威灵仙 12 克。

【用法】将上药加水煎 2 次，每日 1 剂，早晚分服，每日 2 次口服。

【功用】消肿散结。

【适应证】骨质增生症。

### 2. 骨痹汤

【方剂】杭白芍 30～60 克，生甘草、木瓜各 10 克，威灵仙 15 克。

【用法】水煎服，每日 1 剂，每日 2 次，早晚分服。

【功用】滋补肝肾，祛邪止痛。

【适应证】骨质增生，包括颈椎骨质增生、腰椎骨质增生、足跟骨质增生等引起的疼痛、麻木。

### 3. 眩晕停

【方剂】山茱萸、白术、生牡蛎、钩藤、玉竹、菊花、山药、茯神、丹参各30克，五味子、天麻各12克，防风、生龙骨、熟地各15克，重楼10克。

【用法】水煎服，每日1剂，每日2次，早晚分服。

【功用】滋水涵木，平肝潜阳，佐以熄风。

【适应证】颈椎骨质增生性眩晕。

### 4. 骨痹四虫汤

【方剂】乌梢蛇、秦艽各25克，全蝎、土鳖虫、穿山甲（代用品）各10克，当归、丹参、狗脊、木瓜各15克，补骨脂、苏木、威灵仙各20克，蜈蚣3条。

【用法】将上药加水煎2次，混合后，分为1次口服。每日1剂，连服15天为1个疗程。

【功用】滋补肝肾，逐瘀通络。

【适应证】骨质增生症。

### 5. 骨质增生丸

【方剂】熟地黄30克，淫羊藿、肉苁蓉、骨碎补、鸡血藤、鹿衔草各20克，莱菔子10克。

【用法】共研细末，制成浓缩丸，每次服5克，每日2~3次，服2周。

【功用】补肾益脾。

【适应证】骨质增生症。

### 6. 益肾坚骨汤

【方剂】黄芪、鸡血藤各30克，补骨脂15克，骨碎补、枸杞子、干地黄、当归、白芍、菟丝子、狗脊、川续断、川芎、葛根各12克。

【用法】水煎服，每日 1 剂，分早晚 2 次服。

【功用】益肾养血，和络止痛。

【适应证】颈椎、胸椎、腰椎骨质增生，上肢麻痛，脊柱活动欠利者。

### 7. 活络通痹汤

【方剂】独活、川续断、制川乌、制草乌、熟地各 15 克，桑寄生、丹参、黄芪各 30 克，细辛 5 克，牛膝、地龙、乌药、炙甘草各 10 克，土鳖虫 6 克。

【用法】水煎服，每日 1 剂，煎 2 次，每日分 2 次服。药渣用纱布包后趁热敷于腰部，以温热不损伤皮肤为度。

【功用】温经活络，养血通痹，祛风止痛。

【适应证】骨质增生症、肥大性脊柱炎。

### 8. 风湿威灵方

【方剂】白花蛇 4 条，威灵仙 72 克，当归、土鳖虫、血竭、透骨草、防风各 36 克。

【用法】共研细末，每次服 3 克，每日分 2 次，温水送服。

【功用】祛风除湿，通络止痛。

【适应证】骨质增生症。

## 第三节 前列腺增生症

前列腺增生症，又称前列腺肥大，是前列腺的一种良性病变。此病的发生与体内雄激素与雌激素的平衡失调密切相关，且随年龄增长而逐渐加重。此病以老年男性居多，大多发生在50岁以后，其发病率随年龄递增。

前列腺增生症属中医学的"癃闭"范畴。此病主要表现为尿频、排尿不尽或费力、尿线变细、夜尿频，甚至发生尿潴留等。这些症状主要源于良性前列腺增生。

良性前列腺增生的危害体现在引起下尿路梗阻后所产生的病理性生理改变。不同患者的病理变化个体差异较大，有些患者的病变达到一定程度后便不再进展。虽然一些患者可能出现轻度梗阻症状，但并非所有病例都需要手术干预。对于轻度症状，可以通过观察、药物治疗或调整生活方式进行管理。

1. 八正散

【方剂】车前子、瞿麦、萹蓄、滑石、栀子仁、木通、大黄、炙甘草各9克，灯芯草（煎时加少量）。

【用法】诸药研为散，每次6～9克，加入少量灯心草水煎去渣后温服。

【功用】清热泻火，利水通淋。

【适应证】前列腺增生症。

2. 解癃汤

【方剂】刘寄奴、黄芪各30克，桃仁、山茱萸各10克，熟地黄、山药、石韦各15克，蝼蛄、沉香各7克，甘草梢5克。

【用法】上药加水煎2次滤汁，每日1剂，每日分2次口服。

【功用】补肾益气，活血化瘀。

【适应证】前列腺增生症。

3. 癃闭通丸

【方剂】熟地黄、山药、山茱萸各12克，泽泻、茯苓各24克，肉桂9克,炮山甲(代用品)15克。

【用法】将上药打成细粉,炼蜜为丸,每次1丸,口服,每日3次。

【功用】补益肾气,活血化瘀。

【适应证】前列腺增生症。

4. 补肾活血汤

【方剂】蒲公英、石韦、路路通各30克,怀牛膝、知母、炮山甲(代用品)、赤芍、桃仁、莪术、山茱萸各10克,肉桂3克,皂角刺、生地黄各15克。

【用法】将上药加水煎2次分服,每日1剂,连用30剂为1个疗程。

【功用】清热解毒,活血化瘀。

【适应证】前列腺增生症。

5. 滋阴通闭汤

【方剂】知母、黄柏各12克,生地黄、浙贝母、益智仁、丹参各10克,三棱、莪术、桑螵蛸、土鳖虫各8克,山药、夏枯草各15克。

【用法】水煎服,每日1剂,每日分2次或3次,温服。

【功用】滋阴清热,涤痰化瘀,益气活血。

【适应证】前列腺增生症。

6. 三黄桂甲汤

【方剂】生黄芪30～50克,生大黄9～15克,生地黄20～25克,肉桂3～6克,穿山甲(代用品)6～10克。

【用法】将上药加水煎,每日1剂,每日2次,早晚分服。

【功用】益气活血,养阴清热。

【适应证】湿热瘀滞兼有气阴两虚的前列腺增生症。

### 7. 消坚通窍汤

【方剂】黄芪 50 克，蛤壳、炮山甲（代用品）各 25 克，皂角刺、川牛膝各 10 克，海藻、王不留行各 15 克，木通 9 克，马鞭草 30 克，水蛭 6 克。

【用法】上药加水煎 2 次，每日 1 剂，每日 2 次，早晚分服。

【功用】益气活血，软坚通窍。

【适应证】老年性前列腺增生症。

### 8. 黄芪琥珀汤

【方剂】生黄芪、琥珀末（冲服）30 克，车前子 15 克，王不留行、夏枯草、山茱萸各 10 克，肉桂、桔梗各 5 克。

【用法】将上药加水煎 2 次口服，每日 1 剂，连服 30 剂为 1 个疗程。

【功用】补气固表，利水消肿，活血散瘀。

【适应证】前列腺增生症。

### 9. 前列舒通汤

【方剂】炙水蛭 6 克，牡丹皮、三棱、赤芍、桃仁各 10 克，川桂枝 12 克，茯苓、泽兰各 15 克，莪术、昆布、海藻、乌药各 20 克。

【用法】水煎服，每日 1 剂，每日分 2 次或 3 次，温服。

【功用】通阳利水，化瘀消癥。

【适应证】前列腺增生症。

# 第五章 硬化类方

## 第一节 肝硬化

肝硬化是一种慢性、进行性疾病，主要发生在肝细胞广泛坏死的基础上，由肝脏纤维组织弥漫性增生，导致肝脏的正常结构和血供受到破坏。此病常见于20～50岁的男性，主要病因包括乙型肝炎病毒感染、长期酒精中毒、非酒精性脂肪性肝病等。

肝硬化的症状表现多种多样，早期可能无明显症状，或有乏力、食欲减退、腹泻等非特异性的表现。随着病情的发展，晚期可能出现各种严重症状和并发症，包括循环障碍、脾大、腹水、黄疸等。

肝硬化的病因多种多样，主要有病毒性肝炎、慢性酒精性肝病、非酒精性脂肪性肝病、长期胆汁淤积、药物或毒物、肝脏血液循环障碍、遗传和代谢性疾病、免疫紊乱、寄生虫感染等。其中，病毒性肝炎和慢性酒精性肝病是主要的致病因素。

**1. 疏肝健脾汤**

【方剂】炒白术、半边莲、丹参、茯苓皮各28克，地鳖虫4克，赤芍、大腹皮各16克，柴胡13克，炮穿山甲（代用品）、炒枳壳、陈皮、甘草各6克，黄芪18克。

【用法】水煎服，每日1剂，每日2次，早晚分服。

【功用】健脾疏肝，利水消肿。

【适应证】肝硬化。

2. 散湿除痹方

【方剂】生黄芪16克，茯苓、泽泻、大腹皮、赤芍、白芍各13克，青皮、陈皮各6克，炒白术、丹参各28克。

【用法】水煎服，每日1剂，每日2次，早晚分服。

【功用】化湿利水，健脾益气。

【适应证】肝硬化腹水。

3. 软肝利湿汤

【方剂】红花、赤芍各11克，当归、穿山甲（代用品）（先煎）、桃仁各16克，丹参、牡蛎（先煎）、生黄芪、泽泻各28克，白术23克，鳖甲（先煎）、茯苓、葶苈子、大腹皮各18克，青皮13克。

【用法】水煎服，每日1剂，每剂煎2次，早晚分服。

【功用】软肝利湿，益气健中。

【适应证】肝硬化。

4. 活血利气汤

【方剂】当归15克，丹参、黄芪各18克，赤芍11克，桃仁、穿山甲（代用品）各13克，土鳖虫、败酱草、山豆根、虎杖、黄精、三棱、莪术各16克。

【用法】水煎服，每日1剂，每日2次，早晚分服。

【功用】活血养血，软肝散结。

【适应证】肝硬化。

5. 行气化瘀汤

【方剂】制大黄、桃仁、土鳖虫各7克，苍术、白术、川牛膝、怀牛膝、防己各28克。

【用法】水煎服，每日1剂，每日2次，早晚分服。

【功用】利湿健脾，化瘀活血。

【适应证】肝硬化。

6. 消痞化积汤

【方剂】鳖甲、龟板、益母草、泽兰、泽泻、猪苓各18克，黄芪、薏苡仁、茯苓、茯苓皮各28克，丹参、赤芍、柴胡、厚朴各16克，广三七、地鳖虫各13克。

【用法】水煎服，每日1剂，每日2次，早晚分服，30天为1个疗程。

【功用】祛瘀清胀，化湿利水。

【适应证】肝硬化。

7. 软坚消瘀方

【方剂】制黄精、党参、北沙参、川郁金各11克，延胡索、生黄芪各16克，炙鳖甲、羊蹄根、仙鹤草、焦白术各28克，茯苓24克，牡丹皮、麦冬、莪术、大腹皮、炙龟板各7克。

【用法】水煎服，每日1剂，每日2次，早晚分服，连续服用3个月为1个疗程。

【功用】软坚消瘀，滋补肝肾。

【适应证】肝硬化。

8. 解毒活血方

【方剂】赤芍、丹参各30克，枸杞子、黄芪各15克，八月札、藤梨根、红花、灵芝各10克，连翘9克。

【用法】将上药加水煎2次，每日分2次口服。每日1剂，连服30剂为1个疗程。

【功用】活血化瘀,清热解毒。

【适应证】肝硬化、慢性肝炎等。

### 9. 攻下逐水汤

【方剂】水蛭4克(研粉分2次吞服),炒白术16克,炒白芍、半枝莲、炙鳖甲、六月雪各28克,地龙、土鳖虫、牵牛子、猪苓、厚朴各13克。

【用法】水煎服,每日1剂,每日2次,早晚分服,4个月为1个疗程。

【功用】化瘀软肝,攻下逐水。

【适应证】肝硬化腹水。

### 10. 滋肾软肝汤

【方剂】茵陈、白术、当归、车前子、赤芍、醋鳖甲各16克,桃仁10克,炮穿山甲(代用品)、淫羊藿各13克,茯苓、大腹皮各18克,枸杞子11克,枳壳7克,柴胡、大黄各6克,黄芪、丹参、白花蛇舌草各28克。

【用法】水煎服,每日1剂,每日2次,早晚分服。

【功用】化瘀活血,益气健脾。

【适应证】肝炎后肝硬化。

### 11. 通利气机汤

【方剂】熟附子、白术、桂枝、生姜各13克,生麻黄、甘草、大枣、细辛、三棱各6克,丹参28克。

【用法】水煎服,每日1剂,每日2次,早晚分服,14天为1个疗程。

【功用】散寒温阳,通利气机。

【适应证】肝硬化。

### 12. 益气健脾软肝汤

【方剂】生地、丹参、鳖甲、白花蛇舌草各 18 克,黄芪、山药各 28 克,赤芍、猪苓、白芍各 16 克,海藻 11 克,莪术、栀子各 10 克。

【用法】水煎服,早、中、晚分 3 次饭前服,每日 1 剂,30 天为 1 个疗程。

【功用】软坚散结,益气养阴。

【适应证】肝硬化。

### 13. 疏肝解郁汤加减方

【方剂】黄芪 28 克,白术、茯苓、车前子、泽泻、赤芍、白芍各 15～18 克,柴胡、当归各 11 克,甘草 6 克,大枣 7 枚。

【用法】水煎服,每日 1 剂,每日 2 次,早晚分服。

【功用】清热利湿,疏肝解郁。

【适应证】肝硬化腹水。

## 第二节 硬皮病

硬皮病是一种以皮肤炎性、变性、增厚和纤维化进而硬化和萎缩为特征的结缔组织病,可引起多系统损害。此病病程呈慢性发展,主要表现为皮肤的炎性、变性、增厚,最终进展为硬化和萎缩状态。

根据皮肤受侵犯的程度,硬皮病可分为两种亚型:一是局限性硬皮病,表现为远端肢体皮肤增厚,而躯干则相对不受侵犯;二是弥漫性硬皮病,表现为肢体远端、近端和(或)躯干皮肤均出现增厚。相较于局限性硬皮病,弥漫性硬皮病涉及的皮肤范围更广。

硬皮病患者主要表现为对称性皮肤硬化，常见的首发症状是雷诺现象。这一现象通常在受寒或紧张时出现，表现为手指先苍白，后变红、变紫，同时伴有疼痛和僵硬感。随着疾病的进展，硬皮病还可能引发多系统的病变，影响胃肠道、肺、心脏和肾脏等器官。

### 1. 温肾健脾汤

【方剂】制附子（先煎1小时）8克，吴茱萸、麻黄各6克，当归11克，川芎、干姜、白术、丝瓜络各7克，醋鳖甲24克，大血藤、海藻各16克。

【用法】水煎服，每日1剂，分早晚2次服。

【功用】健脾温肾，通络散寒。

【适应证】系统性硬皮病硬化期以及局限性硬皮病无明显萎缩症状者。

### 2. 活血散结汤

【方剂】地龙、当归各16克，干姜6克，丹参18克，大血藤28克，红花、仙茅、淫羊藿、桂枝、制附子（先煎）、甘草各8克。

【用法】水煎服，每日1剂，每日分3次，温服。

【功用】益气温阳，化瘀活血。

【适应证】硬皮病。

### 3. 祛邪化痰方

【方剂】羌活、独活各4.5克，秦艽、防风各6克，生黄芪、伸筋草、连翘各11克，白芥子1.5克，全当归、汉防己、桑寄生、制草乌、制川乌、桂枝、川牛膝、玄参各7克。

【用法】水煎服，每日1剂，每日分3次，温服。

【功用】化痰祛邪，补肝益肾。

【适应证】系统性硬皮病。

### 4. 四妙勇安汤

【方剂】玄参24克，忍冬藤28克，甘草6克，白花蛇舌草、当归、赤芍、丹参各16克。

【用法】每剂煎2次，每日1剂，每日2次，早晚分服。

【功用】清热解毒，化瘀活血。

【适应证】系统性硬皮病浮肿期。

### 5. 益气通络汤

【方剂】熟地黄、党参各18克，独活、桑寄生、当归、白芍、川芎、茯苓、枸杞子各11克，龟甲胶（烊化）16克。

【用法】水煎服，每日1剂，分早晚2次服。

【功用】补肝益肾，活血通络。

【适应证】系统性硬皮病萎缩期和局限性硬皮病皮肤萎缩者。

### 6. 扶正祛邪方

【方剂】赤芍、川芎、大血藤、淫羊藿各7克，黄芪、党参、当归、丹参各16克，红花、桂枝、甘草各6克，肉桂3克。

【用法】水煎服，每日1剂，每日分3次，温服。

【功用】化瘀活血，扶正祛邪。

【适应证】系统性硬皮病。

### 7. 鹿角活血通痹汤

【方剂】黄芪28克，熟地黄、白芍各16克，当归、鹿角胶（烊化）、桂枝、穿山甲（代用品）（先煎）、浮萍各8克，红花、水蛭各6克。

【用法】水煎服，每日1剂，每日2次，早晚分服。

【功用】补血益气，活血软坚。

【适应证】硬皮病。

# 第六章 腺瘤类方

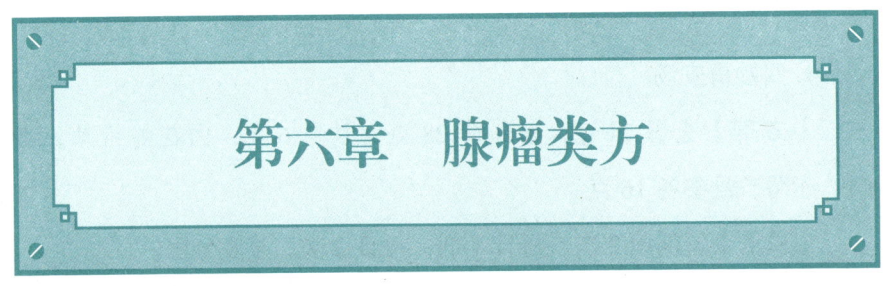

## 第一节 甲状腺腺瘤

甲状腺腺瘤是一种起源于甲状腺滤泡细胞的良性肿瘤，通常位于甲状腺一侧，呈圆形或椭圆形。此病多为单发，质地较韧，边界清晰，外层有完整的包膜，与周围组织无粘连，可随吞咽上下移动。

甲状腺腺瘤与甲状腺癌有相似的诱发因素，是一种起源于甲状腺滤泡的良性肿瘤。目前甲状腺腺瘤的病因及发病机制尚不明确，可能与基因表达、性别、遗传、放射性损害、低碘和高碘饮食以及内分泌功能紊乱等因素有关。

甲状腺腺瘤好发于甲状腺功能活跃期，多为单克隆性。临床上，将甲状腺腺瘤分为滤泡状和乳头状实性腺瘤两种，以滤泡状较为常见。甲状腺腺瘤通常表现为甲状腺囊内的单个结节，边界清晰，外层包膜完整。

**1. 消瘿汤**

【方剂】元参、夏枯草各15克，生牡蛎（先煎）30克，海浮石、红花、半夏、香附各12克，青皮、柴胡、浙贝母各9克，当归18克，海藻、昆布各24克。

【用法】水煎服，每日服1剂，每日2次，早晚分服。

【功用】理气化痰，活血散瘀。

【适应证】甲状腺腺瘤。

2. 消囊汤

【方剂】控涎丹（分吞）2.5克，炒白芥子4.5克，夏枯草、炒天虫、昆布、苏子、海藻各6克，海浮石9克，象贝10克，桔梗2克，陈海蜇12克，地栗2枚。

【用法】水煎服，每日1剂，每日2次，早晚分服。

【功用】宣络消痰。

【适应证】甲状腺腺瘤。

3. 内消腺瘤汤

【方剂】土茯苓30克，苦参、天花粉、角刺、半夏、桔梗、夏枯草、郁金、柴胡各10克，陈皮、甘草各6克。

【用法】水煎服，每日1剂，每日2次，早晚分服。

【功用】涤痰清热，理气散结。

【适应证】甲状腺腺瘤。

4. 三海消瘿方

【方剂】制香附、制南星、象贝母、千里光、赤芍、广郁金各9克，青皮、陈皮、橘核各6克，夏枯草15克，生牡蛎（先煎）30克，海藻、海带、山海螺各12克。

【用法】水煎服。

【功用】疏肝理气，化痰散结。

【适应证】甲状腺腺瘤、甲状腺囊肿。

5. 四海舒郁丸

【方剂】海蛤壳、陈皮各6克，昆布、海藻、海螵蛸各60克，青木香 15 克。

【用法】水煎服，每日 1 剂。

【功用】理气舒郁，化痰消瘿。

【适应证】甲状腺腺瘤。

### 6. 川芎天葵汤

【方剂】当归、川芎、乌药各 6 克，玄参、海浮石各 12 克，海藻、昆布、土贝母、天葵子各 10 克，八月札 9 克。

【用法】水煎服。

【功用】化痰理气，活血祛瘀，软坚散结。

【适应证】甲状腺腺瘤。

### 7. 辨证消瘿方

【方剂】柴胡、郁金、制香附、莪术、黄药子、芋艿丸、夏枯草、海藻、八月札各 9 克，瓜蒌 15 克，海浮石 12 克，牡蛎（先煎）30 克。

【用法】水煎服。

【功用】消痰软坚，利水消肿。

【适应证】甲状腺腺瘤、甲状腺囊肿。

### 8. 内消治瘿方

【方剂】黄药子、海藻、昆布、当归、夏枯草各 12 克，陈皮 6 克，蛤壳 30 克，桃仁 10 克。

【用法】水煎服。

【功用】软坚化痰。

【适应证】甲状腺腺瘤及甲状腺囊肿。

### 9. 陈氏软坚方

【方剂】海藻、昆布各 12 克，夏枯草、生牡蛎（先煎）各 30 克，丹参、黄药子各 15 克，法半夏、制香附、象贝各 10 克，陈皮 8 克。

【用法】水煎服。

【功用】化痰软坚，活血散结。

【适应证】甲状腺腺瘤及囊肿。

10. 四海舒郁丸

【方剂】海蛤壳、陈皮各 6 克，昆布、海藻、海螵蛸各 60 克，青木香 15 克。

【用法】水煎服，每日 1 剂。

【功用】理气舒郁，化痰消瘿。

【适应证】甲状腺腺瘤。

## 第二节 乳腺纤维腺瘤

乳腺纤维腺瘤，属中医学"乳癖""乳核""乳痞"范畴，是中青年女性的常见病、多发病。此病是由腺上皮和纤维组织两种成分混合组成的良性肿瘤，对此病的认识还有腺纤维瘤、腺瘤之称，这是由于构成肿瘤的纤维成分和腺上皮增生程度的不同所致。

中医学认为，乳腺纤维腺瘤的发病原因多与脏腑机能失调、气血失和有关。若过食辛辣、肥甘厚味的食物，可能损伤脾土，导致脾土运化功能失调；爱生闷气或性情急躁，动则易怒；若因七情所伤、忧思过度，而致肝失疏泄、郁而成痰等，均可导致痰湿结聚，气血凝滞而形成肿块。

当肿瘤构成以腺上皮增生为主，纤维成分较少时称为纤维腺瘤；当纤维组织在肿瘤中占多数，腺管成分较少时称为腺纤维瘤；当肿瘤组织由大量腺管成分组成时则称为腺瘤。这三种分类在病理形态上有明显差异，但其临床表现、治疗及预后并无不同，所以统称为纤维腺瘤。

1. 攻坚散结汤

【方剂】丹参30克，当归、青皮、白芥子、郁金各10克，凤仙子、赤芍、橘核、夏枯草、山慈姑、云苓各15克，海藻20克。

【用法】每日1剂，水煎2次，取汁500毫升，分早晚空腹，温服，经期停服，1个月为1疗程，连用3个疗程。

【功用】疏肝理气，活血化瘀，软坚散结。

【适应证】乳腺纤维瘤样增生。

2. 黄蜡巴豆丸

【方剂】巴豆仁、黄蜡各120克。

【用法】共研为末，炼制成丸，黄豆大小，每日2次，早晚空腹服用，每次温开水送服5粒，1个月为1个疗程。

【功用】润燥止痛。

【适应证】乳腺纤维腺瘤。

3. 活血逐瘀汤

【组成】丹参15～30克，乌药6～12克，白僵蚕6～12克，三棱9～15克，莪术9～15克，白芥子9～15克，厚朴6～12克，橘红9～15克，土贝母9～15克，沉香1.5～3克。

【用法】每日1剂，水煎分2次服。

【功用】活血逐瘀，软坚内消。

【主治】腹部包块、乳腺纤维腺瘤、体表小肿物或寒性脓肿、关节肿胀等。

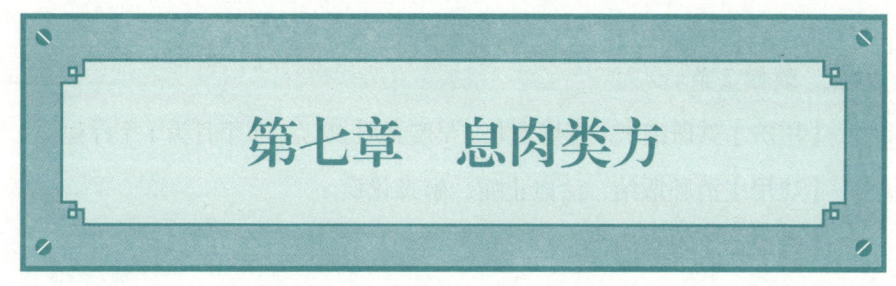

# 第七章 息肉类方

## 第一节 胃息肉

胃息肉属中医"胃脘痛""反胃""呕吐"范畴,主要病位在胃。此病形成的根本原因在于脾虚失运,致使胃的消化和吸收功能减弱,从而出现息肉。此外,肝、肾病变也会引起脾胃功能失常,进而导致胃息肉的形成。

虽然大多数胃息肉不会引起明显不适,但少数患者可表现为消化系统相关症状。随着胃部息肉增大,生长在不同位置的息肉会出现较特殊的临床表现,如发生在胃幽门部的较大息肉可导致幽门梗阻,可能出现剧烈的恶心、呕吐、腹痛等症状。

胃息肉的治疗方法取决于其大小和类型。对于出现症状的息肉,通常需要及时进行干预和治疗;对于无症状的息肉,需及时评估是否有癌变倾向。如果具有较高的癌变风险,建议进行手术切除;如果没有癌变风险或癌变概率很小,可以不进行特殊治疗,定期检查即可。

### 1. 昆海消结丸

【方剂】昆布、海藻、白术各60克,黄芪100克,当归、丹参、月季花、核桃仁、苋菜籽、玄胡、鸡内金、山楂、厚朴各30克,生大黄

20克,蜈蚣2条。

【用法】共研细末,蜜炼为丸,早晚各服30克,1个月为1个疗程。

【功用】清肺散结,活血止痛,解毒化痰。

【适应证】胃息肉。

### 2. 活血消息汤

【方剂】丹参30克,生地榆、凌霄花、半枝莲各15克,桃仁、赤芍、炮山甲(代用品)、皂角刺、三棱、丹皮、槐米、山慈姑、牛膝各12克。

【用法】每日煎1剂,每日2次,早晚分服,小儿酌减,30剂为1个疗程。

【功用】活血化瘀。

【适应证】胃肠道息肉。

### 3. 柴胡疏肝散加味方

【方剂】柴胡、川芎、当归、黄芩、蒲公英、郁金、赤芍、白芍各9克,生甘草5克,薏苡仁20克,白花蛇舌草10克,枳实、蒲黄、五灵脂各6克。

【用法】水煎服。

【功用】清热利湿,活血散结。

【适应证】胃息肉。

### 4. 当归建中汤合香砂六君子汤加味方

【方剂】生姜5片,大枣10枚,炙甘草5克,木香6克,砂仁3克,当归、桂枝、白芍、党参、茯苓、白术、莪术各9克。

【用法】水煎服,每日1剂,3个月为1个疗程,连服1~2个疗程。

【功用】温阳健脾,活血理气。

【适应证】胃息肉。

## 第二节 鼻息肉

鼻息肉是一种好发于成年人的鼻腔疾病,一般多发于双侧。它主要是由于鼻部黏膜长期处于水肿状态而形成,导致这一状况的主要原因包括变态反应和慢性炎症。具体来说,过敏性鼻炎和鼻窦炎等疾病会引发鼻腔黏膜剧烈水肿,使组织间隙明显扩张,最终演变成鼻息肉。

鼻息肉的临床表现主要有进行性鼻塞、鼻涕增多、嗅觉障碍以及头痛等。鼻息肉可以是单发或多发,多数患者为多发性及双侧性。当息肉生长到一定程度时,可能导致外鼻形态畸形,表现为鼻梁宽度增加和膨大,形成"蛙鼻"特征。

鼻息肉通常不会引起鼻部直接疼痛,但会严重阻碍患者正常呼吸,导致嗅觉减退,并且常常伴随头昏和头痛等不适感。由于鼻息肉的存在,患者的鼻腔通道变得狭窄,造成气流受阻,进而影响正常生理功能。如果鼻息肉无法得到根治,可能引发多种相关疾病,如鼻窦炎等,这些疾病会加重患者的痛苦。

### 1. 通窍汤

【方剂】黄芪30克,白术、党参、当归、苍耳子、白芷、辛夷花各10克,升麻、柴胡、陈皮、炙甘草、薄荷各6克。

【用法】水煎服,每日1剂。

【功用】通鼻散寒。

【适应证】鼻息肉。

## 2. 息肉栓

【方剂】细辛6克,通草3克,甜瓜蒂9克,白矾2克,草乌灰1克,猪板油适量。

【用法】将前五味药共研细粉,猪板油调和为丸,如鼻孔大,塞入鼻孔内,每日1次。

【功用】通鼻散寒。

【适应证】鼻息肉堵塞息孔引起呼吸不利。

## 3. 藕节散

【方剂】藕节60克,乌梅肉(焙焦)30克,白矾(焙焦)15克,冰片3克。

【用法】上药共研细末,贮瓶密封备用。取少许吹入患侧鼻孔,每小时1次,5天为1个疗程。

【功用】清热凉血。

【适应证】鼻息肉。

## 4. 辛夷清肺饮

【方剂】辛夷1.8克,黄芩、山栀、麦门冬、百合、石膏、知母各3克,甘草1.5克、枇杷叶(去毛)3片,升麻0.9克。

【用法】上药加水400毫升,煎至320毫升,食后服。

【功用】清肺通窍。

【适应证】鼻息肉。

## 5. 硇砂白矾散

【方剂】硇砂3克,白矾1.5克。

【用法】上药共研细末,每用少许吹鼻内,每日3次。

【功用】消积化瘀,软坚散结。

【适应证】鼻息肉引起鼻塞、流涕等。

### 6. 息肉雾化汤

【方剂】苍术、白芷各 20 克，乌梅、五味子各 15 克。

【用法】水煎服。

【功用】燥湿收敛，芳香通窍。

【适应证】鼻息肉、鼻息肉手术后、中鼻甲息肉样变、下鼻甲肥大、慢性鼻窦炎、鼻旁窦炎和肥大性慢性鼻炎。

### 7. 川芎茶调散

【方剂】川芎、防风、细辛、白芷各 20 克，荆芥、牙皂、羌活、紫苏叶各 10 克，石膏、辛夷、苍耳子各 30 克。

【用法】上药共研末备用，每次 10 克，以温开水送服，每日 3 次，21 天为 1 个疗程。

【功用】疏风解表，宣通鼻窍，活血化瘀。

【适应证】鼻息肉。

## 第三节 结肠息肉

结肠息肉是一种发生在结肠黏膜表面的隆起性赘生物。临床上会出现腹痛、腹胀、腹部不适等症状，部分患者还可能出现血便。现代医学治疗以结肠镜下切除为主，能有效去除息肉，并降低癌变风险。

大多数结肠息肉患者在早期常无明显的自觉症状，通常是在肠道内镜检查时发现。部分患者可能出现一些临床症状，如肠道出血、腹痛、腹泻和肠梗阻等，部分结肠息肉患者可能出现癌变。此外，炎症性肠病患者的结肠息肉发生率更高，这与其长期的肠道炎症密切相关。

结肠息肉具有反复发作的特点,软坚散结法是此类有形积聚疾病的主要治法,对缩小甚至消除息肉、减少复发有显著的作用。在结肠息肉的治疗中,根据患者的体质及息肉形成的病因和病机进行个体化治疗显得尤为重要。

### 1. 软坚散结方

【方剂】党参、炒赤芍各15克,制僵蚕、炒枳壳、焦白术各12克,干姜4克,牡蛎、生薏苡仁各30克,制半夏、柴胡各10克,冰球子1克,炮山甲(代用品)、三棱、莪术、生黄连各6克,海藻、茯苓、大枣各20克。

【用法】水煎服,每日1剂。

【功用】化痰消瘀,软坚散结。

【适应证】痰瘀互结所致的消化道息肉。

### 2. 五倍子乌梅汤

【方剂】乌梅、海浮石各12克,五倍子、五味子各9克,夏枯草、煅牡蛎各30克,紫草、贯众各15克。

【用法】上药煎成150～200毫升浓汁,保留灌肠,每日1次,2周为1个疗程,间歇1周后,再次使用。

【功用】收涩止血,软坚散结,平胬去腐。

【适应证】结肠息肉。

### 3. 结肠息肉常用方

【方剂】半枝莲、白花蛇舌草、黄芪、山豆根各30克,诃子、薏苡仁、白术、夏枯草各15克。

【用法】水煎服,每日3次。

【功用】清利湿热,活血化瘀,软坚散结。

【适应证】湿热下注、经络阻滞、瘀血浊气凝聚所致的结肠息肉。

## 第四节 胆囊息肉

胆囊息肉是指胆囊内黏膜生长异常形成的良性赘生物，多见于40～60岁人群。此病通常表现为凸向胆囊腔内的隆起性病变，患者常会感到胁肋部位胀痛、胁下的疼痛和满闷感，以及厌恶油腻食物、食欲减退等症状。

胆囊息肉的形成往往与情志不遂、饮食不节、肝脏失于疏泄、胆囊失于通降等因素密切相关。随着时间推移，脾脏健运功能逐渐减弱，导致体内热痰和瘀血在胆腑积聚，最终形成息肉。

在治疗上，胆囊息肉可以遵循"留者去之""结者散之"的原则，结合软坚散结法以及其他辅助治疗方法，以促进胆囊内息肉的缩小和消除。一般来说，小于5毫米的息肉不需要特殊治疗，只需定期随访观察即可。大于5毫米的息肉，尤其是有症状或有恶变迹象的息肉，可能需要手术切除。

1. 丹参饮

【方剂】丹参15克。

【用法】水煎服，每日1剂，每日分2次，温服。

【功用】活血化瘀，清热解毒。

【适应证】胆囊息肉。

2. 当归汤

【方剂】醋泡香橼、当归、桃仁各15克，莪术、灵小花、赤芍、五灵脂各10克，白花蛇舌草、煅牡蛎壳、甘草各30克，牡蛎壳20克。

【用法】水煎服，每日1剂，每日2次，早晚分服，10天为1个疗程。

【功用】益气，补血，驱寒。

【适应证】胆囊息肉。

3. 消息汤

【方剂】金钱草、茜草、虎杖、全瓜蒌、半边莲各30克，生薏苡仁60克，莪术15克，柴胡、夏枯草、皂角刺、小青皮、炙甲片（代用品）、枳壳各9克。

【用法】水煎服，每日1剂，每日分2次或3次，温服。

【功用】疏肝利胆，散结消肉。

【适应证】胆囊息肉。

4. 化瘀消症汤

【方剂】炙鳖甲20克，当归、桃仁、醋浸炒香附各15克，白花蛇舌草、煅蛤壳、金钱草各30克，莪术、赤芍、五灵脂（包煎）、凌霄花各10克。

【用法】水煎服，每日1剂，每日2次，早晚分服，10天为1个疗程。

【功用】疏肝化瘀，软坚消症。

【适应证】胆囊息肉。

5. 柴金化瘀方

【方剂】醋青皮、茯苓、黄芩、郁金各12克，柴胡、茵陈、厚朴、蒲公英各15克，白芍20克，金钱草、海金沙、鸡内金、薏苡仁各30克。

【用法】水煎服，每日1剂，每日分2次，温服。

【功用】化浊解毒，散结软坚。

【适应证】浊毒内蕴、胆络瘀阻所致的胆囊息肉。

### 6. 双花连胆汤

【方剂】金银花、野菊花各20克，柴胡、白芍、厚朴、青皮、制香附、元胡、茯苓、茵陈各15克，黄连、龙胆、甘草各10克。

【用法】水煎服，每日1剂。

【功用】疏肝，理气，止痛。

【适应证】胆囊息肉。

### 7. 胆囊息肉方

【方剂】海蛤壳、炒王不留行、麸炒白术、黄芪各30克，败酱草、麸炒苍术、浙贝母各20克，三棱、莪术、醋香附、皂角刺各12克，郁金、当归、醋鳖甲各15克。

【用法】水煎服，每日1剂，每日分2次，温服。

【功用】化痰散结，祛瘀消积。

【适应证】胆囊息肉。

### 8. 海藻玉壶汤加减方

【方剂】海藻、昆布、半夏、川芎、青皮、连翘、浙贝母各10克，当归、独活各15克，陈皮6克。

【用法】水煎服，每日1剂，温服。

【功用】疏肝理气，活血化瘀，清热软坚。

【适应证】湿热蕴结、瘀血内停日久所致的胆囊息肉。

### 9. 加味乌梅僵蚕汤

【方剂】乌梅、山楂、僵蚕各10克，半枝莲、三棱、莪术各12克，穿山甲（代用品）15克，黄芪30克，白花蛇舌草、丹参、党参各20克。

【用法】每日1剂，水煎，每日2次，早晚分服。

【功用】益气健脾，活血化瘀，清热解毒，软坚散结。

【适应证】治疗瘀血内停所致的胆囊息肉。

## 第五节 声带息肉

声带息肉是一种喉部常见疾病,为发生于声带固有层浅层的良性增生性病变。此病属于中医学"喉喑"范畴,通常由多种因素导致,包括体内蕴热、外感风邪以及风热交结等,随着时间推移,逐渐形成病理变化。此外,平素体虚、劳累过度或肾阴亏损也可能成为诱因。

声带息肉的症状表现为声嘶持续时间较长,讲话时费力,并伴有胸闷等不适感。舌质通常呈现暗滞,脉象则显得涩滞,反映出气血循环不畅。针对这种情况,治疗方案应着重于行气活血、化痰开音,旨在恢复声带的正常功能,缓解症状,促进康复。

根据其特征,声带息肉可分为局限性声带息肉和弥漫性声带息肉两种类型。局限性声带息肉通常表现为该部位黏膜间质水肿和血管扩张,后期有纤维增生和玻璃样变;弥漫性声带息肉病也称为声带息肉样变,其水肿范围较广,常侵犯两侧声带,但一侧的症状可能更加明显。

1. 散结汤

【方剂】玄参、天花粉、麦冬、白茅根各15克,桔梗、牡丹皮、豆根、射干、浙贝母、海藻各10克,牛蒡子6克,生甘草9克。

【用法】水煎服,每日1剂,15剂为1个疗程。

【功用】清热解毒,软坚散结,活血化瘀,滋阴补肾。

【适应证】声带息肉因风热交结日久或肾阴亏损所致者。

2. 清肺利咽汤

【方剂】凤凰衣、蝉衣各5克,木蝴蝶、赤芍、茯苓、丹参各10

克，夏枯草、胖大海各9克，甘草3克，蒲公英30克。

【用法】水煎2次，每日1剂，每日2次，早晚分服，1个月为1个疗程。

【功用】清肺利咽，活血化瘀。

【适应证】声带息肉和声带小结。

3. 导痰汤加减方

【方剂】胆南星、僵蚕、桔梗各9克，制半夏、泽泻各12克，陈皮、白芥子、石菖蒲各15克，茯苓、生薏苡仁各30克，穿山甲（代用品）10克，海浮石、白术、白蔻仁各20克。

【用法】水煎服。

【功用】燥湿化痰，散结消息。

【适应证】声带息肉。

4. 黄芩汤合发声散加减方

【方剂】桑白皮40克，栀子12克，赤芍、僵蚕、诃子各9克，全瓜蒌30克，黄芩、连翘、玄参、荸荠各15克。

【用法】水煎服。

【功用】清肺泄热，散结消息。

【适应证】声带息肉和声带小结。

5. 补中益气汤合二陈汤合发声散

【方剂】党参、生薏苡仁各30克，全瓜蒌、白术、茯苓各20克，浙贝母、苍术、陈皮各15克，制半夏12克，诃子、僵蚕各9克，生牡蛎24克，桔梗6克，甘草3克。

【用法】水煎服。

【功用】健脾益肺，化湿散结。

【适应证】声带息肉（肺脾气虚型）。

# 第八章　纤维化类方

## 第一节　肝纤维化

肝纤维化是一种由于肝脏长期损伤与修复过程中产生的病理现象。当慢性肝病进程未能得到有效控制时，肝脏就可能逐渐发展为肝纤维化。这种情况常见于多种疾病，包括病毒性肝炎、酒精性肝病、非酒精性脂肪性肝病、胆汁淤积以及自身免疫性肝病等。

肝纤维化的症状与原发疾病及肝脏当前状况密切相关。对于轻度肝纤维化的患者，可能没有明显的症状。随着病情的发展，部分患者可能出现一些不适症状，如乏力、食欲减退以及对油腻食物的厌恶。此外，患者可能还会出现右上腹部的不适或隐痛等表现。

肝纤维化的治疗策略主要包括两点：一是针对原发疾病，去除致病因素至关重要，如抗乙型肝炎、丙型肝炎病毒治疗、抗血吸虫治疗、戒酒等；二是针对肝纤维化本身的治疗也相当关键，包括抑制炎症反应和脂质过氧化，降低肝细胞损伤程度。

### 1. 抗纤胶囊

【方剂】炙鳖甲（研末）1000克，三七粉500克，五味子（研末）200克。

【用法】制成胶囊粒，每粒0.5克，每次1.5克，每日3次。

【功用】补肾扶正，化瘀散结。

【适应证】慢性乙型肝炎肝纤维化。

2. 柔肝消癥丸

【方剂】白芍12克，鸡内金20克，茅根30克，水蛭5克，红花10克，柴胡、当归、青皮、茜草、枳壳、鳖甲、丹参、地龙、谷芽、麦芽、五灵脂、黄精、楮实子、三七各15克。

【用法】水煎服，分2~3次，口服。

【功用】温阳利水，通经活络，软坚散结。

【适应证】血吸虫病肝纤维化。

3. 复方化纤散

【方剂】丹参、鳖甲、龟甲、黄芪、赤芍各30克，灵芝、白花蛇舌草各20克，三七、当归、桃仁、黄芩、五味子各10克。

【用法】水煎取汁300毫升，每日分2次，温服，3个月为1个疗程。

【功用】阴阳兼顾，气血并调，软坚散结。

【适应证】肝血瘀阻、邪毒羁留不去所致的慢性乙型肝炎肝纤维化。

4. 三甲消癥饮

【方剂】黄芪、鳖甲、生牡蛎各30克，当归、白芍、红花各15克，生地黄20克，穿山甲（代用品）、川芎、桃仁、柴胡、三七粉各10克。

【用法】水煎服，每日1剂，30天为1个疗程。

【功用】活血化瘀，消癥散结。

【适应证】慢性乙型肝炎肝纤维化。

5. 健脾化瘀方

【方剂】人参15克，黄芪30克，丹参20克，白术、鳖甲、赤芍、桃仁、当归、牡蛎各10克。

【用法】水煎服，每日1剂。

【功用】健脾益气，活血化瘀，软坚散结。

【适应证】慢性乙型肝炎肝纤维化。

6. 化肝汤1号方

【方剂】醋鳖甲24克，黄芩、清半夏各8克，柴胡12克，牡丹皮（去心）、枳椇子、白薇、赤芍各10克，党参15克，益母草、丹参各30克，赤硝（冲服）3克，青皮、陈皮、石韦（去毛）、阿胶珠（烊化）、大黄各6克。

【用法】每日1剂，上药清水泡透，加水适量，急火煮沸改小火煎约30分钟取汁，再加水适量如前法取汁，两煎合约300毫升，分早晚各空腹服150毫升。

【功用】活血化瘀，软坚散结。

【适应证】酒精性肝纤维化。

# 第二节 肺间质纤维化

肺间质纤维化大多由病毒感染引起，包括腺病毒、呼吸道合胞病毒、流感病毒、副流感病毒和麻疹病毒等。其中，以腺病毒和流感病毒引起的间质性肺炎较为常见，通常表现为坏死性支气管炎和支气管肺炎，病程迁延会演变为慢性肺炎。

肺间质纤维化多发于50岁以上成年人，尤其是男性患病率显著高于女性。此病主要症状包括干咳和呼吸困难，患者在吸气时常常可听到肺部出现的吸气性爆裂音，这种声音主要集中在双肺底部区域。此外，超过三分之一的患者可能出现杵状指。

肺间质纤维化病变主要累及肺间质，也可累及肺泡上皮细胞及肺血管。其病因多种多样，部分病因较为明确，另一些则尚未明确。已知的明确病因包括吸入无机粉尘，如石棉和煤粉；有机粉尘，如霉草尘和棉尘等；气体，如烟尘、二氧化硫等以及病毒、细菌、真菌和寄生虫的感染。某些药物的使用和放射性损伤也可能导致此病发生。

### 1. 益气养阴汤

**【方剂】** 麦冬、玉竹、苦杏仁各13克，炙桑皮、地骨皮各16克，川百合28克，生地黄2克，生甘草、黄芩、南沙参、北沙参、白僵蚕各11克。

**【用法】** 水煎服，将上药置入锅中，每日1剂，每日分3次，温服。

**【功用】** 化痰补肺，益气养阴。

**【适应证】** 弥漫性肺间质纤维化。

### 2. 肺肾亏虚方

**【方剂】** 麦冬、太子参、紫菀、女贞子各16克，五味子、黄精、杏仁、紫苏叶、地龙、橘红、黄芩、丹参、淫羊藿、菟丝子、山茱萸、枸杞子各13克，蕺菜23克，川芎8克。

**【用法】** 水煎服，每日1剂，每日2次，早晚分服。

**【功用】** 补气益肺，健脾益胃。

**【适应证】** 肺间质纤维化。

### 3. 调营和阴汤

**【方剂】** 半夏24克，麦冬16克，人参、粳米、贝母各9克，大枣

12枚，瓜蒌、甘草各6克，天花粉、茯苓、橘红、桔梗各5克。

【用法】用水浸泡方药约半小时，然后用大火煎药至沸腾，再以小火煎煮30分钟。每日分3次，温服。

【功用】化痰润肺，滋养阴津。

【适应证】肺间质纤维化。

### 4. 化瘀清消汤

【方剂】熟地黄24克，北沙参18克，山萸肉、麦门冬、白果、苏子、三棱各11克。

【用法】水煎服，每日1剂，每剂400毫升，每日2次，早晚分服。30天为1个疗程，依据病情轻重程度可服2~3个疗程。

【功用】益肺补肾，化瘀清消。

【适应证】肺间质纤维化。

### 5. 气阴双补汤

【方剂】女贞子、山萸肉各18克，黄芪、白术、天门冬、石斛、枸杞子、苏子、瓜蒌、巴戟天各16克，玉竹、山药、百合各23克，太子参、沙参、麦门冬各28克，五味子13克。

【用法】每日1剂，水煎服，每日2次，早晚分服。

【功用】养阴生津，补气润肺。

【适应证】肺间质纤维化。

### 6. 润肺平喘汤

【方剂】陈皮、半夏、干姜、苏子、白芥子、白果、桔梗各13克，茯苓、浙贝母各18克，穿山龙、黄芪各28克，砂仁、山药、淫羊藿、甘草各16克。

【用法】水煎服，每日1剂，每日2次，早晚分服，30天为1个疗程。

【功用】清热祛痰，润肺止咳，改善气喘。

【适应证】肺间质纤维化。

7. 宣肺化瘀方

【方剂】蝉蜕 8 克，紫菀、麦冬、太子参各 15 克，炒杏仁、山茱萸、白果、地龙、五味子、炙枇杷叶、牛蒡子、川芎、丹参、生甘草各 10 克。

【用法】每日 1 剂，每日 2 次，早晚分服。

【功用】宣肺化痰，益气活血。

【适应证】肺气亏虚、瘀浊阻肺所致的肺痿（肺间质纤维化）。

8. 宣肺降气止咳方

【方剂】炙麻黄、蝉蜕各 8 克，炒杏仁、紫苏子、紫苏叶、前胡、地龙、五味子、牛蒡子、黄芩、炙枇杷叶、白芍各 10 克，山茱萸、紫菀各 15 克。

【用法】每日 1 剂，每日 2 次，早晚分服。

【功用】疏风宣肺，降气止咳。

【适应证】肺气失宣、气急逆咳所致的肺痿（肺间质纤维化、机化性肺炎）。

# 第九章 关节炎类方

## 第一节 骨关节炎

骨关节炎是一种最常见的关节疾病，主要特征为关节软骨的损害及伴随的整个关节组织病变。随着病情发展，患者可能经历关节软骨的退变、纤维化、断裂及缺损，甚至整个关节面受损。此病会导致关节疼痛、僵硬、肿胀及功能障碍，严重时会影响日常生活和活动能力。

骨关节炎分为原发性骨关节炎和继发性骨关节炎两种类型。原发性骨关节炎是多种因素共同作用的结果，一般认为与遗传、年龄、肥胖、损伤有关；继发性骨关节炎多是在原有病变，如感染、创伤、关节不稳、代谢性疾病、先天性关节畸形等基础上发生的骨关节炎病变。

在临床上，骨关节炎通常表现为关节疼痛、僵硬、肿胀及活动受限，严重影响患者的日常生活和活动能力。这种疾病好发于膝关节、髋关节、颈椎和腰椎等负重关节，同时也常见于远端和近端指间关节、第一腕掌关节和第一跖趾关节。此病多见于中老年人群，是导致老年人残疾的主要原因之一。

### 1. 黑虎丹

【方剂】炉甘石30克，儿茶、五倍子、炮山甲（代用品）、乳香、没药、轻粉各 15 克，炙蜘蛛 40 只，雄黄粉 40 克，全蝎、蜈蚣各 20 只，冰片、麝香各 7.5 克。

【用法】共研为末，炼蜜为丸，如弹子大。每服 1 丸或 2 丸，细嚼，酒送下，薄荷茶亦可，不拘时候服。

【功用】软坚散结，化痰消肿。

【适应证】骨关节炎。

2. 增生汤

【方剂】皂角刺 15 克，血竭（溶化）1 克，鸡血藤 30 克，威灵仙 12 克，虎杖 15～30 克，三棱、莪术、土鳖虫、炙山甲（代用品）、徐长卿、苍耳子各 10 克。

【用法】水煎服，每日 1 剂，每日 2 次，早晚分服。

【功用】软坚化瘀，清热解毒。

【适应证】骨关节炎由瘀、痰、毒、热所致者。

3. 寒痉汤

【方剂】麻黄、生姜各 8 克，桂枝 12 克，全蝎粉（分冲）、细辛各 6 克，炮附子（久煎）15 克，炙甘草 10 克，蜈蚣（分冲）2 克。

【用法】水煎服，每日 1 剂。

【功用】温阳散寒，解痉通络。

【适应证】膝关节、骨关节炎（寒凝证型）。

4. 痹痛汤方

【方剂】鳖甲 5 克，党参、当归各 15 克，独活、威灵仙各 12 克，土鳖虫 10 克，狗脊、熟地黄、川牛膝各 20 克。

【用法】水煎服，每日 1 剂，早晚各 1 次，饭后 1 小时服用。

【功用】祛风除湿，软坚散结，活血通络。

【适应证】肝脾肾亏损、风寒湿痹阻所致的膝关节、骨关节炎。

### 5. 骨刺消痛散

【方剂】白花蛇4条，土鳖虫、血竭、焦山楂、细辛、当归、牛膝、杜仲各30克，白芍、女贞子、威灵仙各60克。

【用法】将以上诸药共研细末，混匀，每次10克，每日2次，温开水空腹送服，连服20天为1个疗程。

【功用】软坚化瘀，调补肝肾，强筋壮骨。

【适应证】肝肾亏损、瘀血停滞所致的增生性骨关节炎。

### 6. 软坚化瘀洗药

【方剂】黄芪、鸡血藤、海藻各90克，川芎、生南星、莪术、赤芍、白蔹、山豆根各60克，生半夏、苍术、生川乌、生草乌各30克，穿山甲（代用品）15克。

【用法】将药物装入纱布袋中，加水至2000毫升，煎煮40分钟，先用蒸汽熏蒸患处10分钟，当水温低于45℃时可泡洗患膝30分钟。每天3次，2周为1个疗程。

【功用】散寒止痛，软坚化瘀，消肿止痹。

【适应证】风寒湿热痹阻经脉所致的膝关节、骨关节炎。

### 7. 独活寄生汤加减方

【方剂】独活24克，桑寄生、防风、当归、熟地黄、炒白芍、杜仲、怀牛膝、延胡索、秦艽各15克，茯苓12克，川芎20克，甘草6克，醋鳖甲（先煎）60克，制龟甲（先煎）30克。

【用法】水煎服，每日1剂，早晚空腹服用，6剂为1个疗程。

【功用】补肝肾养气血，祛风湿软坚结。

【适应证】由肝肾不足、气血两虚、风寒湿邪阻络所致的增生性骨关节炎。

### 8. 补肾壮骨舒筋汤

【方剂】鹿角片、熟地黄各 25 克，淫羊藿 20 克，骨碎补、续断、五加皮、延胡索、白芍各 15 克，蜈蚣 2 条，土鳖虫、生甘草、广陈皮各 10 克。

【用法】水煎服，每日 1 剂。

【功用】补肾活血，通经散结。

【适应证】膝骨性关节炎。

## 第二节 痛风性关节炎

痛风性关节炎是指由于血液中尿酸浓度过高，致使单钠尿酸盐结晶析出，继而沉积在关节及关节周围软组织后引起的炎症反应，这也是痛风的主要表现之一。在中医学中，痛风性关节炎被纳入"痹症"和"湿浊"范畴。

痛风性关节炎好发于 40 岁以上的男性，常见于足拇指的跖趾关节，也可影响其他较大的关节，特别是踝关节和足部关节。患者在疾病发作时常会感到剧烈疼痛和明显肿胀，严重时还可能导致关节畸形和僵硬，甚至有可能导致肾结石和痛风性肾病等。

根据病因，痛风性关节炎可分为原发性痛风性关节炎和继发性痛风性关节炎；根据疾病起病缓急，痛风性关节炎又可分为急性痛风性关节炎和慢性痛风性关节炎。急性痛风性关节炎常表现为突发的剧烈疼痛、红肿和发热，通常持续数天到数周；慢性痛风性关节炎则为长期反复发作，可能导致关节损伤和变形。

1. 痛风饮

【方剂】土茯苓 90 克，川萆薢、威灵仙、忍冬藤各 30 克，炒苍术 20 克，防己、虎杖、川牛膝各 15 克。

【用法】每日 1 剂，水煎，每日分 3 次服。

【功用】清热利湿，化瘀降浊，通络止痛。

【适应证】痛风性关节炎。

2. 痛风方

【方剂】苍术、黄柏、延胡索、路路通、云苓、丹参各 15 克，白芍、桑枝、蚕沙各 12 克，木瓜、槟榔各 10 克，牛膝 6 克，灵脂 9 克，升麻、甘草各 3 克。

【用法】水煎服，每日 1 剂，每日服 3 次。

【功用】清利湿热，行气豁痰。

【适应证】痛风性关节炎。

3. 消痛饮

【方剂】老桑枝 30 克，忍冬藤、木瓜各 25 克，当归、防风各 12 克，赤芍、泽泻各 18 克，钩藤、牛膝、防己各 15 克，甘草 5 克。

【用法】水煎服，每日 1 剂，每日服 2 次。

【功用】清热通络，消肿止痛。

【适应证】痛风性关节炎。

4. 泄浊化瘀汤

【方剂】土茯苓 45 克，生薏苡仁、威灵仙各 30 克，萆薢 15 克，桃仁、红花、泽兰、全当归、车前子、泽泻各 10 克。

【用法】水煎服，每日 1 剂，每日服 2 次。

【功用】降浊泄毒，活血化瘀。

【适应证】痛风性关节炎。

### 5. 威灵仙痛风方

【方剂】白术、茯苓、薏苡仁、益母草各30克，威灵仙、甘草各10克，牛膝15克。

【用法】每日1剂，每日分3次服，7天为1个疗程。

【功用】祛风除湿，通络止痛。

【适应证】痛风性关节炎。

### 6. 通痹土茯苓汤

【方剂】秦艽、萆薢、僵蚕、桃仁、红花、海风藤、海桐皮、徐长卿各10克，土茯苓、板蓝根、蒲公英、生薏苡仁、赤小豆各30克，蜈蚣2条，雷公藤、甘草各5克。

【用法】每日1剂、水煎，每日分3次服，30天为1个疗程。

【功用】清热祛湿，通利关节，健脾解毒。

【适应证】痛风性关节炎。

### 7. 三藤三土四妙汤

【方剂】忍冬藤30克，土茯苓、生薏苡仁各20克，土萆薢、土防己各12克，苍术、黄柏、红藤各10克，络石藤、牛膝各15克。

【用法】水煎服，每日1剂，两周为1个疗程。

【功用】清热利湿，舒筋壮骨。

【适应证】痛风性关节炎。

### 8. 清热利湿除痹方

【方剂】忍冬藤50克，薏苡仁、土茯苓、败酱草、车前子各30克，蚕沙、虎杖、延胡索、苍术、刘寄奴、赤芍、黄柏、玄参各15克。

【用法】水煎服，每日服1剂，每日分2次服下。

【功用】清热除湿，消肿止痛。

【适应证】痛风性关节炎。

## 第三节 风湿性关节炎

风湿性关节炎是一种与风湿热相关的疾病，通常与感染后引起的机体变态反应密切相关。此病多发生在冬季和春季阴雨天气，表现为游走性和多发性的大关节炎，主要累及膝关节、踝关节、肘关节、腕关节和肩关节等大关节。局部会出现红、肿、灼热、疼痛及压痛，有时还可能伴有渗出，但不会出现化脓现象。

风湿性关节炎的发病机制主要与风、寒、湿邪的侵袭有关，这些外邪进入人体后，会导致气血运行不畅、经络阻滞，从而引发关节炎。患者在阴天或雨天时，常常会感到关节疼痛加剧，症状明显。

中医认为，风湿性关节炎是由于外界环境因素影响身体，造成关节内气血失调，致使关节周围组织出现炎症和疼痛。此病重在祛风散寒、活血化瘀，改善气血循环，缓解关节疼痛和炎症，恢复关节功能。

1. 桑枝方

【方剂】桑枝1000克，冰糖500克。

【用法】水煎1小时，滤去渣滓，加入冰糖，文火熬成膏状。每日晨起服用半汤匙，温水冲服。

【功用】祛风湿，利关节。

【适应证】风湿性关节炎。

2. 三消饮

【方剂】北细辛6克，苍术、独活、牛膝各9克，生川乌、全当归各 12 克，穿山龙、千年健、追地风各 30 克，威灵仙 18 克，乳香、没药各 3 克。

【用法】水煎服，每日 1 剂，每日分 2 次趁热服，服时可滴酒数滴。

【功用】温经散寒，祛风渗湿。

【适应证】风湿性关节炎。

3. 巴戟天方

【方剂】巴戟天 20 克，独活 12 克。

【用法】水煎服，每日 1～2 次服用。

【功用】补肾阳，强筋骨，祛风湿。

【适应证】风湿性关节炎。

4. 抗风湿汤

【方剂】制川乌、桂枝、羌活、防风、炮山甲（代用品）、蕲蛇、制乳香、制没药各 10 克，细辛、麻黄各 3 克，蜈蚣 4 条。

【用法】水煎服，将上药研为粉末，置入锅中，每日 1 剂。

【功用】温补肝肾，益气养血。

【适应证】全身关节痛。

5. 五虎消瘀散

【方剂】桃仁、白芷各 30 克，血竭、制没药各 10 克，制川乌 8 克。

【用法】将上药研成粉末，用适量糯米饭拌药粉外敷患处，包扎固定，24 小时换药 1 次。

【功用】活血散瘀，消肿止痛。

【适应证】创伤后关节僵硬。

6. 温阳益气汤

【方剂】黄芪 50 克，肉苁蓉 30 克，当归、桂枝各 12 克，麻黄、细辛各 8 克，牛膝、补骨脂、菟丝子、乌梢蛇各 20 克，甘草 6 克，巴戟天、独活、制附片各 15 克。

【用法】水煎 2 次合一，加白酒适量，每日 1 剂，每日分 3 次服。

【功用】益气温阳，活血通络。

【适应证】老寒腿、寒湿性关节痛。

### 7. 川乌防风方

【方剂】川乌、防风、白芷各 30 克。

【用法】将三味药材共研成细末，加入少许开水，调成膏状，将制成的药膏趁热敷在痛处。

【功用】祛风除湿，温经散寒。

【适应证】老年人风湿性关节炎。

### 8. 当归黄芪方

【方剂】黄芪 12 克，全当归、丹参、桑寄生、鸡血藤各 6 克，地龙、千年健各 3 克，海风藤 5 克。

【用法】水煎服，每日 1 剂，每日分早晚 2 次服完。

【功用】益气固表，健脾利湿。

【适应证】风湿性关节炎。

### 9. 桑枝栀子汤

【方剂】桑枝 50 克，栀子 12 克。

【用法】水煎 30 分钟，每日 2 次服用。

【功用】疏散风热，凉血解毒。

【适应证】风湿性关节炎。

### 10. 寄生慢痹汤

【方剂】桑寄生 30 克，威灵仙、苏地龙各 10 克，蕲蛇 6 克，鸡血藤 20 克，乳香 5 克。

【用法】水煎服，每日 1 剂，每日服 3 次。

【功用】祛风活血，通络止痛。

【适应证】慢性风湿性关节炎。

11. 补益风湿汤

【方剂】菟丝子、制狗脊、炒杜仲、生川续断各 10～15 克，大熟地 15～20 克，怀牛膝 10～15 克，肉桂 5～10 克，党参、炒白术、当归、炒白芍各 10～15 克，炙川乌 6～15 克，细辛 3～15 克，独活、防风各 6～12 克，威灵仙 10～15 克。

【用法】水煎服。每日 1 剂，每日分 2 次，温服。

【功用】温补肝肾，益气养血。

【适应证】慢性风湿性关节痛、风湿肌肉痛、腰痛、坐骨神经痛等。

12. 玉竹桑寄生汤

【方剂】玉竹、桑寄生各 30 克，白术、白芍、怀牛膝、茯苓、鹿衔草各 15 克，炙甘草 9 克。

【用法】将上药共放入锅中，加适量水，煎 1 小时。每日 1 剂，每日分 2 次服完。

【功用】祛风湿，强筋骨。

【适应证】风湿性关节炎。

## 第四节 类风湿关节炎

类风湿关节炎是一种自身免疫性疾病，主要特征为侵蚀性关节炎。

其发病与多种因素有关,包括细菌、病毒感染、遗传倾向以及性激素的影响。在临床表现上,以慢性对称性多关节肿痛伴晨僵、晚期关节强直畸形及功能严重受损为特点。

在中医学中,类风湿关节炎被称为"尪痹",其病机主要是风、寒、湿、热等外邪滞留于筋骨关节,久而久之损伤肝肾气血。发病初期,患者通常表现出关节晨僵、肿胀和疼痛等症状。

类风湿关节炎以关节病变为主,是一种全身性疾病,其病理基础是滑膜炎症,也可累及肌腱等结缔组织。此外,长期的关节损伤还可能导致功能障碍和畸形,严重影响患者的生活质量和日常活动。

### 1. 蠲痹饮

【方剂】制川乌18克,制附片12克,麻黄6克,黄芪30克,苍术、细辛各10克,薏苡仁、桂枝、淫羊藿、威灵仙、制南星、地鳖虫、虎杖各15克,雷公藤2片。

【用法】水煎服,每日1剂,每日服2次,30天为1个疗程。

【功用】散风除湿,化痰通络。

【适应证】类风湿性关节炎、关节功能障碍、关节畸形等。

### 2. 加减痛风方

【方剂】生麻黄、桂枝各8克,桃仁、红花、制苍术、防风、防己、威灵仙、制南星各10克,全蝎3克,鸡血藤、雷公藤各15克。

【用法】水煎服,每日1剂,每日2次,早晚分服。

【功用】散风渗湿,散寒通络,化痰消瘀。

【适应证】类风湿性关节炎。

### 3. 补肾活血汤

【方剂】当归、赤芍、泽泻、木瓜各10克,生地15克,川芎、蜂房、桂枝、桃仁、红花各6克,茯苓12克,丹皮9克。

【用法】水煎服，每日 1 剂，每日 2 次，早晚分服。

【功用】滋肾养肝。

【适应证】类风湿性关节炎。

4. 蛇归类风汤

【方剂】蕲蛇、当归各 20 克，全蝎、土虫各 5 克，山甲 7.5 克，熟地、白芍各 25 克，蜈蚣 2 条，淫羊藿、秦艽各 15 克。

【用法】水煎服，每日 1 剂，每日分 2 次，温服。

【功用】祛风镇痛，活血通络。

【适应证】类风湿性关节炎，关节肿痛、变形、僵直等。

5. 通络熄风汤

【方剂】桑枝、忍冬藤、白芍、萆薢各 12 克，秦艽、当归尾、蚕沙各 10 克，豨莶草、薏苡仁、防己各 15 克，甘草 1.5 克。

【用法】水煎服，每日 1 剂，每日服 3 次。

【功用】活络祛湿，息风缓痛。

【适应证】慢性风湿性关节炎、类风湿性关节炎、关节疼痛不适等。

6. 益气通痹汤

【方剂】黄芪、党参各 30 克，川芎 20 克，没药、乳香、防风、羌活、独活、甘草、附片、桂枝各 15 克。

【用法】将上药用冷水浸泡 1～2 小时，沸水文火煎约 2 小时，每剂煎约 300 毫升，每日分 3 次，温服。

【功用】益气温阳，活血通痹。

【适应证】急性风湿热、风湿性关节炎、类风湿性关节炎、痛风性关节炎等。

### 7. 乌附三虫汤

【方剂】制川乌（先煎）、熟附子（先煎）、穿山甲（代用品）、当归、熟地黄各10克，蜈蚣2条，全蝎、砂仁各8克，炙甘草6克。

【用法】水煎400毫升，每日1剂，每日2次，早晚分服。

【功用】温经通络，化痰祛瘀，养血柔筋，健脾补肾。

【适应证】类风湿性关节炎。

### 8. 乌头二仙黄酒汤

【方剂】川乌5克，淫羊藿、仙茅、牛膝各15克，当归、防己、桂枝、赤芍、白芍、五加皮、苍术各10克，黄酒（冲）60毫升。

【用法】水煎两次，每日1剂，每日2次，早晚分服。

【功用】祛风除湿，温经通络。

【适应证】类风湿性关节炎。

### 9. 黄芪桂枝汤加味方

【方剂】黄芪、熟地黄各20克，桂枝、白芍、生姜、大枣各10克，片姜黄、茯苓各15克。

【用法】水煎服，每日1剂，每次服100毫升，每日2次。

【功用】益气温阳，养血通络。

【适应证】类风湿性关节炎。

## 第五节　强直性脊柱炎

强直性脊柱炎是一种慢性炎症性疾病，属于风湿免疫病，主要影响骶髂关节、脊柱以及外周关节。除了关节症状外，强直性脊柱炎还可能伴随不同程度的关节外表现，如眼部炎症、肺部病变、肠道问题和心血管疾病等。随着病情的进展，严重者可出现脊柱畸形和强直。

强直性脊柱炎起病缓慢且隐匿，早期症状通常为腰骶部钝痛和晨僵，半夜痛醒翻身困难，活动后减轻。随病情进展，由腰椎向胸、颈部脊椎发展，出现相应部位疼痛或脊柱畸形。

相关数据显示，强直性脊柱炎的患病率为 0.25%～0.5%，男女比例约为 4∶1，女性的发病较缓慢且病情较轻。强直性脊柱炎好发于青壮年，发病年龄通常在 13～31 岁，发病高峰为 20～30 岁，8 岁以前和 40 岁以后发病少见。

1. 散痹汤

【方剂】青风藤 40 克，生麻黄、桂枝、生姜各 10 克，制附子 24 克，生石膏 18 克，木通、甘草各 6 克。

【用法】水煎服，每日 1 剂。

【功用】祛风壮阳，活络强筋。

【适应证】强直性脊柱炎（寒湿痹阻、阳气偏虚型）。

2. 化痰汤

【方剂】蜂房 10 克，山甲片（代用品）、白芥子、桂枝各 6 克，炒牛蒡、海藻、昆布各 9 克，血竭 3 克，生黄芪 60 克，当归、葛根各 12 克，枸杞子 30 克。

【用法】水煎服，每日分 3 次饮用。

【功用】补气养血，化痰通络，软坚散结。

【适应证】早、中期正气不足，痰浊阻络型强直性脊柱炎。

3. 尪痹汤

【方剂】独活、千年健、全蝎、地龙、延胡索各 9 克，桑寄生、青风藤、络石藤、川续断、狗脊、补骨脂、老鹳草、党参、杜仲、威灵仙、葛根、白芍、当归各15克,生黄芪20克,川芎10克,甘草6克。

【用法】水煎服,每日1剂,30剂为1个疗程。

【功用】补肝肾,益气血,祛风散寒,活血通络。

【适应证】强直性脊柱炎。

### 4. 温脾调督方

【方剂】炮附子、山茱萸、炒白术、鹿角胶、泽泻、党参、干姜各10克,炙甘草、肉桂各6克,熟地黄20克,茯苓15克,蜈蚣(研末,冲服)1条。

【用法】水煎服,每日1剂。

【功用】温补脾肾,通调督脉。

【适应证】强直性脊柱炎(脾肾阳虚、督脉瘀滞型)。

### 5. 五虎蠲痹丸

【方剂】地龙、乌梢蛇、桑寄生各300克,丹参、土鳖虫、杜仲各200克,当归、枸杞子、延胡索各250克,蜈蚣20条,全蝎、三七各50克,红参100克,蛤蚧1对。

【用法】共研细末,炼蜜为丸,如黄豆大,口服,每次服4~6克,温开水送服,每日服2次。

【功用】补骨活血,舒筋通络,消肿止痛。

【适应证】强直性脊柱炎。

### 6. 散寒化湿方

【方剂】桂枝15克,制川乌6克,细辛5克,当归30克,苍术25克。

【用法】水煎服,每日1剂。

【功用】散寒化湿、宣肺透邪,解毒通络。

【适应证】强直性脊柱炎。

### 7. 乌头桂枝汤

【方剂】制川乌 4.5 克，桂枝、生姜、白芍各 9 克，炙甘草 6 克，大枣 7 枚。

【用法】每日 1 剂，水煎服

【功用】温补肾阳，活血祛风。

【适应证】肾阳虚所致的强直性脊柱炎。

### 8. 娄氏肾痹汤

【方剂】熟地黄、何首乌、淫羊藿、桑寄生、川续断、丹参各 20 克，杜仲、地龙各 15 克，川芎、红花各 12 克，菝葜、白毛狗脊各 30 克。

【用法】水煎，每日 1 剂，分早晚 2 次服，3 周为 1 个疗程。

【功用】温补肾阳。

【适应证】强直性脊柱炎。

### 9. 补肾祛寒活络汤

【方剂】狗脊、元参、白芍各 10 克，熟地黄 7 克，陈皮、羌活、白术、枸杞子、桂枝、牛膝各 4 克，当归、炙穿山甲（代用品）各 3 克。

【用法】水煎空腹服，每日 1 剂，服 15～30 剂。

【功用】活络祛寒。

【适应证】早期强直性脊柱炎。

### 10. 强直性脊柱炎汤

【方剂】雷公藤 25 克，生地黄、金银花各 30 克，川牛膝 18 克，川续断、赤芍各 15 克。

【用法】水煎服，每日 1 剂。

【功用】祛风除湿，化瘀通络。

【适应证】风湿之邪痹阻经脉兼有瘀滞型的强直性脊柱炎。

# 第十章 其他类方

## 第一节 疣

疣是由乳头状瘤病毒（HPV）感染引起的，可以发生在身体的各个部位，具有一定的传染性。通过直接接触患者皮肤或间接接触污染的物体等方式都可以传染。部分疣可以自愈，通过治疗也可以痊愈。

疣的主要表现为皮肤上出现疣状赘生物，通常呈现为小而坚硬的突起，表面可能粗糙或平滑。此病通常在病毒潜伏一段时间后才会显现出来。疣的潜伏期因个体差异而异，一般在6周～2年。

根据临床表现和发病部位，疣可以分为三种主要类型：寻常疣、跖疣和扁平疣。寻常疣通常发生在身体的各个部位，但尤其多见于手部，特别是手指和掌部；跖疣则通常出现在足部的压力点上，尤其是跖骨中部区域，也可能出现在其他部位；扁平疣主要发生在青少年中，常见于面部、手背和前臂等部位。

### 1. 消疣汤

【方剂】牡丹皮6克，当归、地黄、赤芍、紫草、昆布、浮海石各16克，大血藤、马齿苋、板蓝根各28克。

【用法】水煎服，每日1剂，每日2次，早晚分服。

【功用】活血，凉血，软坚。

【适应证】寻常疣。

2. 活血解毒方

【方剂】白术 7 克，生黄芪 60 克，生甘草 6 克，莪术、马齿苋、蓼大青叶、白花蛇舌草、板蓝根各 28 克。

【用法】水煎 3 次，一煎、二煎内服，每日分 2 次服，第 3 煎外洗患处并轻轻按摩，以达到内外并用的目的。

【功用】活血益气，解毒清热。

【适应证】寻常疣、扁平疣、跖疣、尖锐湿疣等。

3. 清解瘀热汤

【方剂】连翘、香附、赤芍、玄参各 16 克，木贼、马齿苋、薏苡仁、板蓝根、生牡蛎、丹参各 28 克，莪术 8 克，蜂房 7 克。

【用法】每剂煎 2 次，药液浓缩至 500 毫升，早晚分服，每日 2～3 次，15 天为 1 个疗程。

【功用】清热解毒，软坚散瘀。

【适应证】扁平疣。

4. 解毒除疣汤

【方剂】夏枯草、木贼、板蓝根、苦参各 16 克，百部 8 克，生薏苡仁 28 克，白芷 6 克，白藓皮 18 克，香附、红花各 11 克。

【用法】每日 1 剂，每日 2 次，一般 30 天为 1 个疗程。

【功用】疏肝解郁，解毒除疣，祛风凉血。

【适应证】扁平疣。

5. 青叶治疣汤

【方剂】赤芍 11 克，木贼草、马齿苋、蓼大青叶、板蓝根各 18 克，红花、香附各 8 克，夏枯草 16 克，穿山甲（代用品）6 克。

【用法】水煎 3 次，将前 2 次煎汁 500 毫升，分早晚服；第 3 次煎取 150 毫升左右，稍凉后擦洗皮损部位。每日 1 次，7 天为 1 个疗程。

【功用】解毒清热，化瘀活血，软坚散结。

【适应证】寻常疣。

### 6. 扶正固本汤

【方剂】贯众、金银花、栀子、赤芍各 8 克，板蓝根 28 克，土茯苓、当归各 16 克，地黄、山药各 18 克。

【用法】水煎服，每日 1 剂，每日分 3 次，温服，30 剂为 1 个疗程。

【功用】活血化瘀，清热解毒，扶正固本。

【适应证】扁平疣。

### 7. 平肝泻火汤

【方剂】白花蛇舌草、夏枯草各 18 克，香附 25 克，木贼、生薏苡仁、板蓝根、大青叶各 28 克。

【用法】每日 1 剂，每日外洗 3～4 次，1 周为 1 个疗程。

【功用】解毒，清热，除疣。

【适应证】扁平疣。

### 8. 牡蛎消疣汤

【方剂】生薏苡仁、蓼大青叶、板蓝根、马齿苋、生牡蛎（先煎）、磁石（先煎）各 28 克，生黄芪 10～50 克，莪术 6～7 克，连翘、紫草各 7 克，生甘草 5 克。

【用法】水煎 2 次，每日 1 剂，早晚擦洗患处，每次不少于 30 分钟。

【功用】解毒清热，软坚散结。

【适应证】扁平疣。

### 9. 马齿苋合剂

【方剂】马齿苋 60 克，蜂房 9 克，生薏苡仁 30 克，紫草 15 克。

【用法】水煎服，每日1剂，分早晚2次服。7剂为1个疗程，连用2个疗程。

【功用】清热解毒，除湿祛疣，以毒攻毒。

【适应证】寻常疣。

10. 三仁汤加味方

【方剂】薏苡仁50克，豆蔻（后下）6克，苦杏仁15克，板蓝根、滑石各20克，半夏、鸭跖草、通草、厚朴各10克。

【用法】每日1剂，每日分早、中、晚3次服，7天为1个疗程。

【功用】宣畅气机，淡渗利湿，清热解毒。

【适应证】扁平疣。

11. 刘氏治疣汤

【方剂】首乌藤、熟地黄、牡丹皮、赤芍各15克，桃仁、制芍药（酒制）、赤小豆、牛膝、红花、穿山甲（代用品）、夏枯草各9克，甘草6克。

【用法】每日1剂，水煎服，每日分2次服用。药渣继续煎汤，泡双足，每日1剂，每次40分钟。每7天为1个疗程，持续2个月。

【功用】清热解毒，凉血活血，养血通络。

【适应证】跖疣。

## 第二节 痤 疮

痤疮，又称粉刺、青春痘或暗疮，是一种常见的慢性炎症性皮肤病，主要影响毛囊和皮脂腺，在青少年中较为常见。其临床表现主要集中在面部，尤其是额头、鼻子和下巴等区域，此外，上胸和背部也常受影响。

痤疮的初期症状通常表现为毛囊口的黑头粉刺，伴有红色丘疹。按压时，这些丘疹可能挤出米粒状的白色粉汁。有时，痤疮顶部会形成小脓包，甚至可能发展成较大的脂瘤或囊肿。痤疮的发生与多种因素密切相关，包括皮脂分泌过多、毛囊皮脂腺导管堵塞、细菌感染以及由此引发的炎症反应。

痤疮的病因通常与不良饮食习惯密切相关，尤其是过量摄入酒肉等高脂肪食物。这种饮食方式可能导致体内出现肺胃积热、气血凝滞以及血郁痰结等问题，从而加重痤疮症状。一般情况下，痤疮会在一段时间后自然消退，愈后通常不会留下明显瘢痕。然而，对于症状较为严重的患者，可能出现"橘皮脸"现象，或在愈合后遗留小瘢痕。

1. 痤疮汤

【方剂】蒲公英、大青叶各60克，连翘、天花粉各20克，乌梢蛇12克，生薏苡仁30克，桑枝15克。

【用法】水煎服，每日1剂，每日2次，早晚分服。

【功用】清热解毒，祛风除湿。

【适应证】痤疮。

2. 消痤汤

【方剂】知母、黄柏、地黄各12克，女贞子、墨旱莲各20克，蕺菜30克，连翘、丹参、生山楂各15克，甘草6克。

【用法】水煎服，每日1剂，每日2次，早晚分服，10天为1个疗程。

【功用】滋阴泻火，凉血解毒。

【适应证】痤疮。

### 3. 紫黄汤

【方剂】紫草、皂角刺、当归、白芷、薏苡仁、栀子、黄芩各10克，生地20克，蒲公英30克，连翘、金银花各15克，甘草6克。

【用法】水煎服，每日1剂。

【功用】清热燥湿，凉血解毒。

【适应证】口干咽燥、大便干等症状的痤疮。

### 4. 赤麻饮

【方剂】赤小豆20克，细辛、甘草各6克，金银花10克，泽泻、车前子各8克，神曲、茯苓各15克，麻黄、红花各3克。

【用法】煎汤，代茶饮，每日1剂。

【功用】消脂化痰。

【适应证】痤疮。

### 5. 凉血消痤饮

【方剂】金银花、蒲公英各20克，白芷、黄芩、黄柏、栀子、知母、苍术、甘草各9克，地黄、丹参、陈皮、紫草、牡丹皮各15克。

【用法】水煎服，每日1剂。水煎2遍，滤液混合约500毫升，每次250毫升，每日2次，早晚分服。

【功用】清热解毒，凉血活血。

【适应证】青春期男、女寻常性痤疮。

### 6. 三花三皮汤

【方剂】金银花、槐花各15～30克，野菊花、桑白皮、地骨皮、粉牡丹皮、地黄、赤芍、丹参各15克，甘草6克。

【用法】水煎服，每日1剂，14天为1个疗程。

【功用】清肺散风，消肿退斑。

【适应证】痤疮。

### 7. 自拟消痤汤

【方剂】金银花、连翘、杏仁、僵蚕、片姜黄、牡丹皮各 10 克，薄荷 6 克，蒲公英、野菊花、芦根各 15 克。

【用法】水煎服，每日 1 剂，每日分 2～3 次，温服。

【功用】清热解毒，宣肺消痈。

【适应证】痤疮。

### 8. 滋阴清肝消痤汤

【方剂】女贞子、墨旱莲、蕺菜各 20 克，柴胡、郁金、地黄各 15 克，丹参 30 克，甘草 5 克。

【用法】水煎服，每日 1 剂。

【功用】滋阴清肝，凉血解毒。

【适应证】痤疮。

### 9. 黄连解毒汤合白虎汤

【方剂】盐黄柏、地肤子各 20 克，生石膏（先煎）50 克，黄芩、知母、紫草、重楼、白鲜皮、牡丹皮各 15 克，马齿苋、红藤各 30 克，木通、生大黄、黄连、甘草各 10 克。

【用法】水煎服，每天 1 剂，每日分 2～3 次，温服。

【功用】清热解毒，通腑泻火。

【适应证】痤疮。

### 10. 犀角地黄汤合泻心汤加减方

【方剂】水牛角（先煎）、生地各 30 克，赤芍 60 克，丹皮、黄连、黄芩、桑叶、蝉衣各 10 克，当归尾 6 克。

【用法】水煎服，每日 1 剂，每日服 3 次。

【功用】凉血疏风。

【适应证】痤疮。

## 第三节 骨折

骨折是指骨结构的完整性遭到破坏或连续性中断的情况。这种情况通常是由于骨骼承受的力量超过其自身能够承受的最大强度而发生。临床上,骨折的典型表现包括外伤后局部疼痛、肿胀以及活动受限等症状。

根据骨折是否与外界相通,骨折可分为闭合性骨折和开放性骨折;根据骨折端的稳定程度,骨折还可分为稳定性骨折和不稳定性骨折。骨折在儿童和老年人中较为常见,但在中青年人群中也时有发生。

骨折的发生通常由创伤或骨骼疾病引起,大多数骨折是由于直接或间接的暴力作用导致。常见的暴力因素包括跌倒、撞击、交通意外等,这些情况往往会使骨骼承受超过其承载能力的力量,从而引发骨折。

1. 生骨散

【方剂】煅自然铜、金毛狗脊、龙骨、牡蛎各50克,骨碎补30克,龟板、鳖甲各20克。

【用法】将上药共研细粉,装胶囊服或散服均可,每次服5克,每日服3次,10天为1个疗程。

【功用】散瘀止痛,续筋驳骨。

【适应证】骨折及骨质疏松。

2. 活血镇痛汤

【方剂】当归、白芍、生地、连翘、枸杞子、骨碎补、续断各9

克，川芎、制乳香、制没药、三七各 4.5 克，桃仁、防风各 6 克，茯神 12 克，炙甘草 3 克。

【用法】水煎服，每日 1 剂，每日 2 次，早晚分服。

【功用】活血舒筋，化瘀止痛，补肾壮骨。

【适应证】骨折脱位初期，瘀血作痛。

3. 跌打养营汤

【方剂】黄芪、白芍、川续断、补骨脂、骨碎补、木瓜各 9 克，当归 6 克，川芎、三七各 4.5 克，熟地、枸杞子、怀山药各 15 克，西洋参、砂仁、甘草各 3 克。

【用法】水煎服，每日 1 剂，每日 2 次，早晚分服。

【功用】大补气血，健脾益肾。

【适应证】骨折中、后期，能促进骨痂生长。

4. 活血止痛汤

【方剂】当归、桃仁、牛膝、络石藤、丹参、苏木、地鳖虫各 9 克，红花、川芎、乳香、没药、陈皮、枳壳各 4.5 克。

【用法】水煎服，每日 1 剂，每日 2 次，早晚分服。

【功用】活血化瘀，消肿止痛。

【适应证】骨折。

5. 消瘀定痛汤

【方剂】丹参 30 克，赤芍、灵芝、川牛膝、地丁、金银花各 25 克，当归、川续断、黄芪、钩藤各 15 克，川芎、骨碎补、柴胡、穿山甲（代用品）、地龙、苏木、香附各 12 克，桃仁、红花、大黄、桂枝、蒲黄、元胡、牡丹皮各 10 克，制乳香、制没药、甘草各 6 克。

【用法】水煎服，每日 1 剂，每日 2 次，早晚分服。

【功用】活血化瘀，消肿止痛。

【适应证】四肢骨折、脱位。

**6. 血府逐瘀汤加味**

【方剂】当归尾、赤芍、乳香、没药、川牛膝各 12 克，生地、桃仁、枳壳、柴胡、川芎各 9 克，朱砂根、骨碎补各 15 克，大驳骨 30 克，红花、桔梗、甘草各 6 克。

【用法】水煎 3 次，每日 1 剂，每日分 3 次服。

【功用】活血祛瘀。

【适应证】骨折肿痛。

## 第四节 不孕症

不孕症是指由于女性自身因素引起的无法怀孕的情况。根据其性质，不孕症分为绝对不孕和相对不孕。绝对不孕指夫妇一方有先天性或后天性解剖上或功能上的缺陷，无法矫治而不能受孕；相对不孕指夫妇一方因某种因素阻碍受孕，可能导致暂时不孕。

目前，导致女性不孕的原因可能与盆腔和子宫腔的免疫机制紊乱有关，这种紊乱会导致排卵、输卵管功能、受精以及子宫内膜容受性等出现异常。此外，不孕症的成因可以是男女双方的因素，也可以是单方因素。

在不孕夫妇中，女性因素占 40%～45%，男性因素占 25%～40%，男女双方共同因素占 20%～30%，不明原因的约占 10%。女性不孕症的原因主要有两种：一种是因无法排卵而导致的不孕，另一种是不能怀孕的不育。两者可能是可逆的，也可能是不可逆的。

1. 填精补血汤

【方剂】覆盆子、刘寄奴、泽兰、牛膝各14克,菟丝子、枸杞子各18克,柴胡、苏木、生蒲黄各7克,赤芍、女贞子、鸡血藤、益母草各16克。

【用法】水煎服,每日1剂,每日分2次,温服。

【功用】调畅气机。

【适应证】不孕不育症。

2. 养精种子汤

【方剂】当归(酒洗)、白芍(酒炒)、山茱萸肉(蒸熟)各16克,熟地黄28克。

【用法】水煎服,每天1剂,每日2次,早晚分服。

【功用】养血滋肾,调补冲任。

【适应证】不孕症。

3. 党参送子汤

【方剂】当归、党参、川芎、乳香、没药、延胡索、生蒲黄(另包)、五灵脂各16克,肉桂、干姜、炙甘草各14克,白芍28克。

【用法】水煎服,每日1剂,每日2次服用,服至月经来当日。

【功用】散寒温经,祛瘀止痛。

【适应证】不孕不育症。

4. 不孕不育汤

【方剂】香附、胆南星、茯苓、丹参、炒白术、红花、月季花各11克,苍术、陈皮、川芎、乌药各7克,益母草16克。

【用法】水煎服,每日1剂,每日3次,连服3月。

【功用】除湿化痰,行气活血。

【适应证】不孕不育症。

### 5. 活血送子汤

【方剂】郁金、延胡索、红花、桃仁、生蒲黄、五灵脂、当归、赤芍各 11 克，丹皮、山栀、川芎、小茴香各 7 克，生地黄 16 克。

【用法】水煎服，每日 1 剂，每日 2 次，早晚分服，连服 15 剂。

【功用】疏肝清热，活血祛瘀。

【适应证】不孕不育症。

### 6. 送子灵验汤

【方剂】麦冬、生地黄、玄参、山药、玉竹、川楝子、当归、阿胶珠、桃仁、连翘、白芍各 16 克，山栀、知母各 11 克，甘草 6 克。

【用法】水煎服，每日 1 剂，连服 10 剂。

【功用】疏肝活血，养阴清热。

【适应证】不孕不育症。

### 7. 归芎白芍散

【方剂】川芎、白芍各 10 克，当归、紫苏子、黑豆各 30 克。

【用法】共研成末，每日 2 次，每次 20 克。

【功用】养血活血，调经助孕。

【适应证】不孕不育症。

### 8. 调经养血方

【方剂】干山药、白术各 76 克，当归身（酒洗）、熟地黄、香附（童便煮）各 120 克，枸杞子、人参、艾叶各 60 克，川芎、白芍、牡丹皮、紫石英各 46 克，泽兰 28 克，紫河车 1 具。

【用法】共研成末，炼蜜为丸，如梧桐子大，每次 20 丸，渐加至 30～40 丸。

【功用】养血调经，顺气开郁。

【适应证】月经不调、子宫寒冷不孕症。

#### 9. 温补填子汤

【方剂】仙茅、山茱萸各 11 克,淫羊藿 16 克,海马、巴戟天各 14 克,蜈蚣 2 条,黄柏 4 克,枸杞子 6 克,雄蚕蛾、蜂房各 10 克,蛤蚧 1 对。

【用法】水煎服,每日 1 剂,每日分 3 次,温服,7 剂为 1 个疗程,需要用药 15 个疗程。

【功用】温阳补肾,暖宫填冲。

【适应证】不孕不育症。

#### 10. 熟地白芍汤

【方剂】熟地 15 克,川芎 6 克,菟丝子、覆盆子、茺蔚子、川续断、杜仲、淫羊藿、炒香附、白芍、全当归、枸杞子、山萸肉各 10 克。

【用法】水煎服,每日 1 剂,每日 2 次,早晚分服。

【功用】养血活血,益肾调经。

【适应证】不孕症。

#### 11. 算盘子根汤

【方剂】算盘子根 30 克,地骨皮、益母草各 20 克,母鸡 1 只。

【用法】每日 1 剂,每日分 3 次服。

【功用】清热利湿,益气活血。

【适应证】不孕症。

#### 12. 山鞭麻根汤

【方剂】赶山鞭、牛膝各 15 克,五花血藤 6 克,金钱草、苎麻根各 10 克,红花 5 克。

【用法】水煎服,每日 1 剂,每日 2 次,早晚分服。

【功用】活血祛瘀,通络助孕。

【适应证】不孕症。

## 第五节 脂肪肝

脂肪肝，全称脂肪性肝病，是指由于多种原因导致肝细胞内脂肪堆积过多的病变，属于一种常见的肝脏病理改变，而非独立的疾病。脂肪性肝病对国人健康构成严重威胁，已成为仅次于病毒性肝炎的第二大肝病，其发病率持续上升，发病年龄趋向年轻化。

根据肝细胞脂肪变的程度，脂肪肝通常分为轻度、中度和重度三个等级；根据脂肪变的肝细胞内脂滴的大小，脂肪肝主要分为大泡性（以大泡为主的混合性肝脂肪变）和小泡性（微泡性肝脂肪变）。

脂肪肝是一组异质性疾病，其发病机制涉及遗传易感性、环境因素和代谢应激的相互作用。脂肪肝的病理特征主要表现为肝细胞内脂肪的异常积聚，具体类型包括酒精性脂肪性肝病、非酒精性脂肪性肝病以及一些特殊类型的脂肪肝。其中，非酒精性脂肪性肝病是最为常见的类型。

### 1. 健脾豁痰汤

【方剂】白术、郁金、石菖蒲、制半夏、厚朴、桃仁、鸡内金、橘红各10克，茯苓20克，泽泻18克，玉米须30克，木香（后下）、桂枝各6克，砂仁（后下）8克，山楂、丹参各15克，莪术12克，甘草3克。

【用法】水煎服，每日1剂。

【功用】健脾化痰，理气活血。

【适应证】非酒精性脂肪肝。

2. 补肝降脂方

【方剂】陈皮、苍术、半夏各 7 克，茯苓、泽泻、炙鸡内金、生山楂、决明子、枸杞子、制何首乌、杜仲、丹参各 16 克。

【用法】水煎服，每日 1 剂，每日 3 次，温服。

【功用】补肝降脂，补肾活血。

【适应证】脂肪肝。

3. 活血化瘀方

【方剂】丹参、泽泻、白术、茯苓、金钱草各 28 克，川芎 11 克，郁金、元胡、三七参、生山楂、决明子、玉米须各 16 克。

【用法】水煎服，每日 1 剂，每日 2 次，早晚分服。

【功用】健脾疏肝。

【适应证】脂肪肝。

4. 清肝滋肝汤

【方剂】月季花、柴胡各 13 克，赤芍、枳壳、山楂、郁金、丹参、茯苓、何首乌、决明子、枸杞子、黄精、苍术、陈皮、莪术各 18 克。

【用法】水煎服，每日 1 剂，每日分 2 次，温服，30 日为 1 个疗程。

【功用】健脾疏肝，祛脂化瘀。

【适应证】脂肪肝。

5. 白芍疏肝散

【方剂】白芍、枳壳、川芎各 11 克，柴胡、香附各 13 克，山楂、决明子、泽泻各 18 克，郁金 16 克。

【用法】水煎服，每日 1 剂，每日分 2 次，温服，2 个月为 1 个疗程。

【功用】条畅气机，疏肝解郁。

【适应证】脂肪肝。

### 6. 保肝降酶汤

【方剂】白芍、党参、炒莱菔子各11克，柴胡、炙甘草各6克，炒枳实、炒白术、陈皮、半夏、茯苓、女贞子各13克，生山楂、连翘、神曲、生麦芽、泽泻、决明子、干荷叶、丝瓜络、夏枯草各16克。

【用法】水煎服，每日1剂，煎2次，分早晚2次服。30天为1疗程，连续观察1~2疗程。

【功用】降酶保肝。

【适应证】肥胖性脂肪肝。

### 7. 理气消瘀汤

【方剂】苍术、茯苓、薏苡仁、山楂各16克，葛根13克，绞股蓝、六月雪、平地木各18克，砂仁（后下）6克。

【用法】水煎服，每日1剂，每日分2次，温服。

【功用】利湿化痰，解酒毒，理气消瘀。

【适应证】酒精性脂肪肝。

### 8. 祛痰化瘀汤

【方剂】山楂、决明子各28克，柴胡、白芍、橘红、枳实、炙甘草、陈皮、半夏、姜黄各13克，泽泻16克，荷叶、白术各18克，茯苓11克。

【用法】水煎服，每日1剂，每次150毫升，每日2次，早晚各1次，2个月为1个疗程。

【功用】健脾疏肝，祛痰化瘀。

【适应证】脂肪肝。

### 9. 养肝理脾方

【方剂】吴茱萸4克，黄连、熟大黄各6克，蒲公英、败酱草各18克，郁金、山楂各16克。

【用法】水煎服，每日1剂，每日2次，早晚分服。

【功用】利胆疏瘀，养阴温肝。

【适应证】酒精性脂肪肝。

### 10. 青黛复肝汤

【方剂】明矾4克，焦四仙28克，生山楂、北沙参、川续断各16克，决明子、白头翁、秦皮、郁金、青黛、五味子、生甘草各13克。

【用法】水煎服，每日1剂，分早晚2次服。

【功用】清热解毒，凉血消斑。

【适应证】脂肪肝、冠状动脉供血不足。

### 11. 活血疏肝化痰汤

【方剂】郁金、赤芍、制半夏、茯苓、白术、大黄、桃仁各13克，泽泻10～16克，醋炒柴胡6～13克，丹参、决明子、山楂各16克，陈皮10克。

【用法】水煎服，每日1剂，每日2次，早晚分服，3个月为1个疗程。

【功用】活血疏肝，化痰降脂。

【适应证】高脂性脂肪肝。

### 12. 化浊解毒护肝方

【方剂】决明子、生薏苡仁、生山楂、苍术各30克，泽泻、茵陈、虎杖各15克，姜黄、延胡索、柴胡、郁金各9克。

【用法】水煎服，每日1剂。

【功用】解毒化浊，通降和络。

【适应证】脂肪肝。

## 第六节　心绞痛

心绞痛是一种临床综合征，主要由于冠状动脉供血不足，致使心肌暂时缺血和缺氧而引发。其常见原因是动脉粥样硬化引起的冠状动脉疾病，病变会导致心脏无法获得足够的氧气和营养，从而引发疼痛感。此病发病群体主要集中在中老年人，尤其是随着年龄增长，心绞痛患病率明显上升。

心绞痛主要表现为胸痛或胸部不适，常呈压迫性或烧灼感，通常位于胸骨后方，且有时会扩散至心前区、上肢、下颌和喉咽部。患者可能伴有胸闷、出汗、恶心或呕吐等症状。值得注意的是，心绞痛不具备传染性，不会通过接触传播。

根据发作状况和机制，心绞痛分为稳定型、不稳定型和变异型三种类型。稳定型心绞痛，疼痛通常由体力活动或情绪激动诱发；不稳定型心绞痛，疼痛出现难以预测，在休息时也会发生；变异型心绞痛，一般由冠状动脉痉挛引起，通常在休息时发生，尤其是夜间，常伴有出汗，使用心绞痛药物可缓解。

### 1. 补肾助阳汤

【方剂】淫羊藿、檀香、补骨脂、川牛膝、桑寄生各16克，女贞子18克，丹参28克，三七粉3克，川芎、当归各11克。

【用法】水煎服，每日1剂，每日2次，早晚分服。

【功用】益气补肾，化瘀活血，理气止痛。

【适应证】心绞痛。

## 2. 行气止痛汤

【方剂】郁金、瓜蒌、枳壳各13克，生地黄、王不留行、菊花各18克，檀香（后下）、丹参、赤芍各16克，延胡索、炙甘草各9克，蒲黄6克。

【用法】水煎服，每日1剂，每日2次，早晚分服。

【功用】行气止痛，祛瘀通脉。

【适应证】劳力性心绞痛。

## 3. 养阴除烦汤

【方剂】麦冬30～60克，人参9～11克，五味子6～11克，当归9～28克，石菖蒲9～16克，知母20～28克。

【用法】水煎服，每日1剂。

【功用】通脉活血，除烦养阴。

【适应证】冠心病心绞痛。

## 4. 开窍祛痰汤

【方剂】远志、菖蒲、橘红、桂枝、甘草各13克，党参、黄芪、酸枣仁、半夏、茯苓、丹参各16克，炒枳实5克。

【用法】水煎服，每日分2次，温服，每日1剂，12剂为1个疗程。

【功用】开窍豁痰，和中化湿，温经通阳。

【适应证】心绞痛。

## 5. 疏通血脉方

【方剂】黄芪38克，丹参28克，川芎、桃仁、红花、女贞子、菟丝子各13克，山萸肉、赤芍、党参、何首乌各16克。

【用法】水煎服，每日1剂，每日分3次，温服。

【功用】补肾，益气，活血。

【适应证】心绞痛。

### 6. 疏肝理气汤

【方剂】川芎、蒲黄、何首乌各 16 克，桃仁、郁金、五灵脂、当归、地龙、降香、枳壳各 13 克，琥珀（冲服）3 克，生黄芪 18 克。

【用法】水煎服，每日 1 剂，每日 2 次，早晚分服。

【功用】活血化瘀，疏肝理气。

【适应证】冠心病心绞痛。

### 7. 温经散寒汤

【方剂】赤芍、广地龙、川芎、郁金各 16 克，瓜蒌、桂枝、荜茇各 9 克，黄芪、丹参、延胡索、生山楂、淫羊藿各 18 克，细辛、生水蛭粉各 4 克。

【用法】水煎服，每日 1 剂，每日 2 次，早晚分服。

【功用】通脉温经，宣阳通痹。

【适应证】冠心病心绞痛。

### 8. 气阴双补汤

【方剂】麦冬、五味子各 16 克，党参、黄芪各 28 克，丹参、川芎各 35 克，制附子 13 克，瓜蒌皮 18 克，冰片（冲服）0.5 克。

【用法】水煎服，每日 1 剂，每日分 3 次，饭前服。

【功用】温阳活血，气阴双补，宽胸化痰。

【适应证】冠心病心绞痛。

### 9. 益气活血汤加味方

【方剂】当归、地龙各 11 克，黄芪 20～60 克，丹参、赤芍、川芎各 16 克，桃仁、红花、炒枳壳、生蒲黄各 13 克。

【用法】每日 1 剂，水煎服，每日分 3 次服，30 天为 1 个疗程。

【功用】祛风通络，镇痉降压，益气活血。

【适应证】气虚血瘀、胸阳不振型心绞痛。

### 10. 温通心阳汤加减方

【方剂】生地黄、茯苓、枳实、丹参各11克，瓜蒌16克，干姜6克，厚朴、白术、苏梗、桂枝、半夏、炙甘草各13克。

【用法】水煎服，每日1剂，每日2次，早晚分服。

【功用】温通心阳，疏利气机。

【适应证】心绞痛。

## 第七节 银屑病

银屑病，又称牛皮癣，是一种由环境刺激、多基因遗传因素以及免疫系统异常引发的慢性皮肤病。该疾病可发生在各个年龄阶段，男女患病率无显著差异。此外，冬季往往是病情加重或复发的高发期，而夏季由于阳光照射和湿度增加，症状可能有所缓解。

银屑病可累及皮肤、头皮、关节等部位。常见症状表现为头皮上出现较厚鳞屑，可能导致脱发。皮肤上会形成红色斑块，通常伴有瘙痒、灼热或疼痛感。此外，银屑病患者的皮肤往往较为干燥，可能出现破裂甚至出血现象，增加感染风险。

根据临床特征分类，银屑病分为寻常型、关节病型、脓疱型和红皮病型四种类型。其中，寻常型占99%以上。根据发病部位分类，银屑病分为头皮银屑病、甲银屑病、外阴部银屑病等。

### 1. 鸡血藤汤

【方剂】生地、赤芍、牡丹皮各8克，金银花、虎杖、丹参、鸡血藤各16克，当归尾、槐花各11克，大青叶7克，桔梗6克，紫草14克。

【用法】水煎服，每天1剂，每日分3次，温服，药渣煎水外洗。

【功用】疏经止痛，活血通络。

【适应证】银屑病（风热血燥型）。

2. 清热泻火汤

【方剂】生地黄25克，石膏、白芍、玄参、金银花、白藓皮、蒲公英各18克，牡丹皮、知母、乌梢蛇各16克，当归、防风各11克，柴胡、全蝎、甘草各7克。

【用法】水煎服，每日1剂，睡前2小时服用，连续用药2～7个月。

【功用】泻实火，除湿热。

【适应证】银屑病。

3. 牛角银屑汤

【方剂】土茯苓、金银花、重楼、乌梅各20克，牡丹皮、紫草、蝉蜕、黄连、青黛（包煎）各10克，连翘、制首乌、生石膏（先煎）、白茅根各30克。

【用法】水煎服，每日1剂，分早晚2次服。

【功用】凉血止血，散瘀消斑，清热利湿。

【适应证】血热内伏、湿毒蕴结导致的银屑病。

4. 凉血润燥饮

【方剂】漏芦、白藓皮、地骨皮、玄参、鸡血藤各16克，水牛角粉18克，茜草、茵陈各8克。

【用法】将药水煎取汁400毫升内服，每日1剂，每日3次。

【功用】凉血润燥，清热解毒，祛风除湿。

【适应证】银屑病。

### 5. 化斑解毒饮

【方剂】生地、生石膏各28克,水牛角6克(冲服),丹皮、赤芍、元参、淡竹叶、滑石、金银花、连翘各8克。

【用法】水煎2次,每日1剂,每日2次,早晚分服。

【功用】解毒消斑,清热凉血。

【适应证】急性银屑病。

### 6. 养血润肤汤

【方剂】生地黄、大青叶、板蓝根、生槐花各28克,紫草、丹参、茜草各16克,玄参、鸡血藤、白茅根、赤芍、土茯苓各18克。

【用法】水煎服,每日1剂,每日分2次,温服,20天为1个疗程。

【功用】清热解毒,活血凉血。

【适应证】急性银屑病。

### 7. 清肺消斑汤

【方剂】炙麻黄5克,知母、生石膏、炒杏仁、蝉蜕、玄参、赤芍各8克,生地黄11克,牡丹皮、粳米各7克,炙枇杷叶、炙甘草各6克。

【用法】水煎服,每日1剂,每日2次,早晚分服,5个月为1个疗程。

【功用】消瘀毒,清肺热。

【适应证】银屑病。

### 8. 养血润燥方

【方剂】生地黄、丹参、土茯苓、白花蛇舌草各28克,水牛角38克,蒺藜、重楼各18克,牡丹皮、赤芍各11克,当归8克,莪术、甘草各6克,青黛3克。

【用法】水煎服,每天1剂,每日分3次,温服。

【功用】解毒化瘀。

【适应证】寻常型银屑病(风热血燥型)。

### 9. 苦参藓皮汤

【方剂】苦参、薏苡仁、赤芍、牛蒡子、地肤子、浮萍各10克,黄柏12克,白藓皮、滑石各20克,生地9克,甘草5克。

【用法】水煎服,每日1剂,每日2次,早晚分服。

【功用】清热活血,祛风除湿。

【适应证】银屑病。

### 10. 白花蛇活血汤

【方剂】三棱、莪术、白蒺藜、龙葵各8克,白花蛇舌草、蒲公英、板蓝根、重楼各16克。

【用法】水煎服,每日1剂,每日2次,早晚分服,30天为1个疗程。

【功用】利湿消痈,清热解毒。

【适应证】银屑病。

### 11. 犀角地黄汤合白虎汤加减方

【方剂】生地、丹皮、紫草、知母、双花各15克,赤芍9克,土蛇蜕12克,茯苓、生薏苡仁、生石膏各30克,黄连、荆芥炭、生甘草各6克。

【用法】水煎服,每日1剂,每日2次,早晚分服。

【功用】凉血清热,解毒利湿。

【适应证】银屑病。

## 第八节 肩周炎

肩周炎，又称为五十肩、冻结肩、漏肩风，是指以肩关节疼痛和活动性强直为主要表现的一种临床综合征。此病好发年龄在50岁左右，女性发病率略高于男性，且多见于体力劳动者，症状表现为肩周围疼痛、关节活动受限和疼痛等。

肩周炎常由多种内外因素引发，主要包括年老体弱、肝肾功能亏损、气血不足导致筋失濡养、关节失利，加上创伤、劳损或风寒湿邪等外部因素作为诱因，进而使得气血在肩部瘀滞、痰浊堆积、瘀阻关节而引发疾病。

中医认为，老年人肝肾渐衰，气血虚亏，筋肉失于濡养。若受创伤或风寒湿邪侵袭，易致肩部静脉不通，气血凝滞，筋肉挛缩而变生诸证。发病起初肩部呈阵发性疼痛，多数为慢性发作。

1. 三痹汤

【方剂】独活、生地黄、秦艽、川芎各15克，防风、细辛、当归、芍药、茯苓、肉桂、杜仲、牛膝、党参、甘草、黄芪、续断各30克。

【用法】水煎服，加生姜3片，大枣1枚，每日1剂。

【功用】活血祛风，散寒除湿。

【适应证】肩周炎。

2. 肩痹汤

【方剂】鲜桑枝90克，鲜槐枝、鲜柏枝各60克，鲜柳枝、鲜松枝、鲜艾叶各 30 克，桂枝 15 克，白酒（后下）16 克。

【用法】将上药加水煎煮沸，进行局部熏洗，每次 20~30 分钟，每日 2 次，每日 1 剂。

【功用】益气养血，通经活络。

【适应证】肩周炎。

3. 温通解凝汤

【方剂】制川乌、当归、羌活、秦艽、忍冬藤、独活、炒白芍各 12 克，生地黄 15 克，姜黄、延胡索、丹参、桂枝、香附各 9 克，甘草 3 克。

【用法】水煎服，每日 1 剂，每日服 2 次。

【功用】温经通络，活血止痛。

【适应证】肩周炎。

4. 身痛逐瘀汤

【方剂】秦艽、川芎、羌活、没药、五灵脂、香附、牛膝、地龙各 9 克，甘草 3 克，桃仁、红花各 6 克，当归 15 克。

【用法】水煎服，每日 1 剂。

【功用】活血行气，祛瘀通络。

【适应证】气血闭阻经络所致的肩痛、鼻痛、腰痛、腿痛或周身疼痛。

5. 温通活血汤

【方剂】鸡血藤 30 克，黄芪 20 克，海风藤、桑枝各 25 克，制川乌、制草乌（先煎 2 小时）各 8 克，细辛 6 克，附片（先煎 2 小时）、路路通、川芎、当归、羌活、片姜黄、红花各 15 克，地龙、桂枝各 12 克，炙甘草 10 克。

【用法】将上药以文火水煎，每日早晚各 1 次口服，每日 1 剂。连服18天为1个疗程。

【功用】温经散寒，活血通络。

【适应证】肩周炎。

### 6. 祛寒化湿散

【方剂】桂枝20克，薏苡仁、苍术、威灵仙各12克，麻黄、樟脑、高良姜各10克，红花、细辛、白芷、没药、赤芍、羌活、独活各6克。

【用法】将上药研成细末，加蜜调匀，睡前一次性将药膏敷于患肩，外盖塑料薄膜，再以热水袋熨之，每次5～10小时，每隔5天更换敷药。

【功用】祛风，祛寒，除湿。

【适应证】肩周炎。

### 7. 上肢宣痹洗剂

【方剂】黄芪30克，鸡血藤、桂枝各20克，刘寄奴、防风各12克，威灵仙、当归、红花、羌活各10克，千年健15克。

【用法】水煎熏洗，每剂加黄酒或陈醋100毫升，每2日1剂，每日熏洗2次，熏汤可重复使用。

【功用】活血化瘀，祛风通络。

【适应证】肩周炎。

### 8. 黄芪桂枝五物汤

【方剂】黄芪、芍药、桂枝各9克，生姜18克，大枣4枚。

【用法】水煎服，每日1剂。

【功用】益气温经，和血通痹。

【适应证】肩周炎。

## 第九节 高脂血症

高脂血症，又称高血脂或血脂异常，通常指血浆中甘油三酯和（或）总胆固醇升高，同时伴随低密度脂蛋白胆固醇的升高和高密度脂蛋白胆固醇降低。此病可发生在不同年龄和性别的人群中，但尤以50～69岁的人群最为常见。此病的发生与多种因素相关，包括遗传倾向、不良生活习惯、肥胖和慢性疾病等。

高脂血症属中医的"痰证""肥胖""瘀血"等范畴，其病机主要归属于正虚邪实的证型。正虚表现为脏腑气血虚衰，尤其是肝、脾、肾等脏腑功能的减退，导致体内代谢紊乱。邪实则主要体现在痰浊、湿浊和瘀血的积聚，使得血脂水平异常升高。

根据升高脂蛋白的种类不同，高脂血症分为高胆固醇血症、高甘油三酯血症、混合性高脂血症和低高密度脂蛋白胆固醇血症四种。根据发病原因，高脂血症分为原发性和继发性两种。

**1. 降脂汤**

【方剂】陈皮30克，焦神曲、莱菔子各15克，郁金、焦山楂各10克。

【用法】水煎服，每日1剂。

【功用】健脾化痰，化浊降脂。

【适应证】高脂血症。

2. 益气降脂汤

【方剂】红花 16 克,葛根、决明子、山楂、首乌各 28 克,泽泻、姜黄、淫羊藿各 18 克。

【用法】水煎服,每日 1 剂,每日分 3 次,分早、中、晚,温服。

【功用】滋肝补肾。

【适应证】老年高脂血症。

3. 补肾固本汤

【方剂】山楂、枸杞子、黄芪、菟丝子各 28 克,三棱、莪术、当归、赤芍、水蛭、泽兰各 16 克,川芎 9 克。

【用法】水煎服,每日 1 剂,每日分 3 次,温服。

【功用】活血化瘀,补肾固本。

【适应证】老年高脂血症。

4. 水蛭排毒汤

【方剂】水蛭、瓜蒌各 16 克,茯苓、半夏、香附各 13 克,川芎、泽泻各 11 克,山楂 18 克。

【用法】水煎服,每日 1 剂,每日分 3 次,温服。

【功用】化瘀活血,通脉降脂。

【适应证】高脂血症。

5. 首乌降脂汤

【方剂】枸杞子 16 克,制首乌、熟地各 18 克,黄精、淫羊藿、生山楂各 28 克,泽泻 38 克。

【用法】水煎服,每日 1 剂,每日 2 次,早晚分服。

【功用】补益脾气。

【适应证】老年高脂血症。

#### 6. 通冠降脂汤

【方剂】生黄芪、丹参各 20 克,泽泻、炒白术、生首乌、生山楂各 15 克,红花、荷叶各 5 克,枸杞子、川芎各 10 克,决明子 30 克。

【用法】水煎服。

【功用】益气通痹,活血化瘀。

【适应证】高脂血症、冠心病。

#### 7. 降脂通脉饮

【方剂】制首乌、金樱子、决明子、薏苡仁各 30 克,茵陈、泽泻各 24 克,生山楂 18 克,柴胡、郁金各 12 克,熟大黄 6 克。

【用法】每日 1 剂,用水 500 毫升文火煎至 250 毫升,分早晚 2 次服,每 2 周为 1 个疗程。

【功用】滋阴降火,通脉泄浊。

【适应证】高脂血症、冠心病。

#### 8. 归脾逍遥汤

【方剂】当归、党参、黄芪各 15 克,白术、甘草、远志、枣仁、木香、龙眼肉、柴胡、赤芍、茯苓各 10 克,薄荷 6 克。

【用法】水煎服,每日 1 剂,分早晚 2 次服。

【功用】健脾养心,疏肝解郁。

【适应证】高脂血症。

#### 9. 化痰祛瘀降脂方

【方剂】陈皮 20 克,茯苓 25 克,丹参 30 克,法半夏、枳实各 15 克,白术、山楂、广木香、红花各 10 克,黄连、水蛭各 8 克。

【用法】水煎至 300 毫升,每日 3 次,每次口服 100 毫升,连服 4 周为 1 个疗程。

【功用】健脾化痰,活血化瘀。

【适应证】高脂血症。

# 第十节 心律失常

心律失常是指心脏的兴奋波发送紊乱或传导受阻，导致心跳节律异常。此病可能引起多种症状，常见的有窦性心动过速、窦性心动过缓、窦性心律不齐、窦性停搏以及阵发性心动过速和心房颤动等。

心律失常是心血管疾病中的一组疾病，既可以单独发病，也可与其他心血管疾病伴发。根据主要病因，心律失常可分为遗传性心律失常和后天获得性心律失常。遗传性心律失常使个体在基因层面上更容易出现心律失常，与特定的遗传突变相关；后天获得性心律失常则包括生理性因素和病理性因素。

随着心律失常的发生与发展，患者在早期可能出现心悸、出汗、乏力和憋气等症状。这些症状是由于心脏活动异常导致的，患者在此阶段若能及时恢复心率，通常不会感到不适。如果病情进一步恶化，可能导致头晕、视物模糊、晕厥甚至发生猝死等情况。

### 1. 宁心汤

【方剂】生黄芪、玉竹各30克，苦参15克，丹参12克，炙甘草3克，磁石（先煎）60克。

【用法】将上药置入锅中，水煎2次，每日1剂，分早晚2次服。

【功用】活血化瘀，益气养阴。

【适应证】心律失常。

## 2. 生地甘草汤

【方剂】生地 50 克，炙甘草、桂枝各 18 克，人参、阿胶（烊化）、麦冬、火麻仁、生姜各 13 克，大枣 10 枚。

【用法】水煎服，每日 1 剂，水煎 300 毫升，少量频服，28 天为 1 个疗程。

【功用】清热凉血，滋阴润燥，生津止渴。

【适应证】气血亏虚所致的心律不齐。

## 3. 扶助心阳汤

【方剂】制附子、红参各 18 克，细辛 5 克，丹参 23 克，麻黄、麦冬、当归、郁金各 16 克。

【用法】水煎服，每日 1 剂。

【功用】扶助心阳，温补脾肾，温养气血。

【适应证】心律失常。

## 4. 温阳强心汤

【方剂】茯苓 11 克，桂枝、白术、甘草、血竭、鸡血藤、川芎、苦参各 13 克。

【用法】水煎服，每日 1 剂，分早晚 2 次服，28 天为 1 个疗程。

【功用】温阳强心，宽胸通脉。

【适应证】心律失常。

## 5. 温通经脉汤

【方剂】桂枝 11 克，细辛 10～16 克，淫羊藿 16 克，黄芪 30～60 克，红参（另炖）6～16 克，麻黄 4 克，巴戟天、熟附子（先煎）、炙甘草各 13 克。

【用法】水煎服，每日 1 剂，分早晚 2 次服，28 天为 1 个疗程。

【功用】散寒温阳，益气复脉。

【适应证】心气不足、心律失常。

### 6. 安神定志汤

【方剂】炙甘草9克,麦冬、柏子仁各11克,浮小麦、丹参、牡蛎、地龙、炒酸枣仁、首乌藤各28克。

【用法】水煎服,每日1剂,分早晚2次服。

【功用】安神定志,滋补心血。

【适应证】冠心病所致的各种心律失常。

### 7. 补气升陷方

【方剂】党参、丹参、益母草、甘松各10~16克,生黄芪15~28克,白术、白芍、当归、川芎、泽兰、麦冬各13克,五味子3~5克,生甘草6克。

【用法】每剂煎2次,每日1剂,合并后分早晚2次服。

【功用】调补气血。

【适应证】小儿顽固性心律失常。

### 8. 当归红花汤

【方剂】当归、赤芍各10克,红花、丹参、琥珀、广郁金、檀香、川芎各9克。

【用法】水煎服,每日1剂,分早晚2次服。

【功用】理气,活血,调脉。

【适应证】气滞血瘀所致的心律失常。

### 9. 养心镇惊汤

【方剂】茯神、磁石、生白芍、白茅根各15克,天竺黄9克,龙骨、牡蛎各20克,钩藤、忍冬藤各12克,朱砂3克,石菖蒲10克。

【用法】水煎服,每日1剂,每剂煎2次,10天为1个疗程。

【功用】补益气血,养血安神。

【适应证】惊恐所致的心悸不安。

### 10. 滋阴活血汤加减方

【方剂】炙甘草、阿胶（烊化）、生地黄、麦冬、赤芍、熟酸枣仁、龙齿各13克，党参、玉竹、丹参各28克，桂枝3克。

【用法】水煎服，每日1剂。

【功用】滋阴活血，养血益气。

【适应证】心律失常。

## 第十一节 骨质疏松症

骨质疏松症是一种全身性骨病，主要表现为骨量丢失、骨组织微结构破坏以及骨脆性增加，致使患者更容易发生骨折。此病发病率受多种因素影响，包括性别、年龄、种族、地区和饮食习惯等，女性发病率高于男性。

骨质疏松症属于中医"骨痹""骨痿"范畴。根据病因，骨质疏松症可分为原发性和继发性。原发性骨质疏松症往往病因不明确；继发性骨质疏松症病因明确，常因内分泌代谢疾病（如甲亢等）引起，也可因药物作用（如激素等）影响到骨代谢引发。

骨质疏松症在早期轻度时可能无明显症状，患者往往未察觉自身骨骼变化。随着病情进展，患者会逐渐感到乏力，腰背部位易出现疼痛甚至全身骨痛。此时，跌倒或摔落时骨折的风险显著增加。随着病情加重，严重的骨质疏松症可能导致身体出现明显变形情况。

1. 骨松方

【方剂】杜仲、川芎、川续断、肉苁蓉、巴戟天、补骨脂各 10 克，菟丝子、白芍、黄芪各 15 克，当归 8 克，枸杞子、熟地黄各 12 克，甘草 3 克。

【用法】水煎服，每日 1 剂。

【功用】益气养血，补益肝肾，舒筋活血，通络止痛。

【适应证】老年性骨质疏松症（血虚肾亏型）。

2. 腰胁痛煎

【方剂】茯苓 20 克，当归 15 克，苏木、木瓜、威灵仙、白芍、柴胡、白术、桃仁各 10 克，红花、炙甘草各 6 克，薄荷 3 克，生姜 5 克。

【用法】水煎服，每日 1 剂。

【功用】疏肝解郁，活血止痛。

【适应证】骨质疏松症（肝郁气滞型）。

3. 龟鹿补骨方

【方剂】鹿角胶、龟甲各 6 克，熟地黄、怀山药各 15 克，山萸肉、枸杞子、菟丝子、煅狗骨各 10 克。

【用法】水煎服，每日 1 剂。

【功用】补肾壮阳，补血滋阴。

【适应证】骨质疏松症。

4. 壮骨活血汤

【方剂】杜仲、淫羊藿、赤芍、鹿角胶（烊化）、熟地黄、怀山药、山茱萸、枸杞子、骨碎补各 15 克，丹参 30 克，桃仁、当归、川芎各 10 克。

【用法】水煎服，水煎成 400 毫升，每日 1 剂，分早晚 2 次服。

【功用】活血通络，温补肾精。

【适应证】骨质疏松症。

### 5. 补肾强骨方

【方剂】当归、川芎、杜仲各 30 克,熟地黄 40 克,枸杞子、骨碎补各 20 克,延胡索 12 克,山药、人参、白芍、赤芍、鹿角胶、川续断、桃仁、红花各 15 克。

【用法】水煎服,每日 1 剂,分早晚 2 次服。

【功用】补肾益气,活血强骨。

【适应证】骨质疏松症(肾虚血瘀型)。

### 6. 抗骨质疏松合剂

【方剂】巴戟天、鸡血藤、淫羊藿、骨碎补各 9 克,鹿角胶 6 克,生牡蛎、生龙骨各 15 克,枸杞子、黄瓜子各 12 克。

【用法】水煎服,每日 1 剂,分早晚 2 次服。

【功用】补益肝肾,益精养血。

【适应证】骨质疏松症(肾阳亏虚型)。

### 7. 首乌益肾骨康丸

【方剂】何首乌、熟地、山药、牛膝、牡丹皮、枸杞子、杜仲、川续断、山茱萸、菟丝子各 10 克。

【用法】共研成末,制成药丸,口服,每次 6 克,每日 2 次,3 个月为 1 个疗程。

【功用】益肾补血,强壮筋骨。

【适应证】骨质疏松症(血虚肾亏型)。

### 8. 左归丸合虎潜丸

【方剂】熟地黄 24 克,菟丝子(酒洗、蒸熟)、山药、龟甲胶(酒炒)、枸杞子(炒)、山茱萸各 12 克,川牛膝 9 克,鹿角胶 120 克,知母(酒炙)、白芍(酒炒)各 6 克,锁阳 4.5 克,虎骨(可用牛骨代替）3 克，黄柏（敲碎）250 克，炙干姜 1.5 克。

【用法】将上药为末，酒糊丸或粥丸。每丸重 9 克，每次 1 丸，每日服 2 次。

【功用】滋阴补肾，填精益髓。

【适应证】骨质疏松症。

9. 右归丸合理中丸

【方剂】熟地黄 24 克，山药、枸杞子、菟丝子、鹿角胶、杜仲各 12 克，肉桂、熟附子各 6 克，当归、山茱萸、人参、白术、炙甘草、干姜各 9 克。

【用法】将上药为末，酒糊丸或粥丸。每丸重 9 克，每次 1 丸，每日服 2 次。空腹淡盐汤或温开水送下。

【功用】温中散寒，填精益髓。

【适应证】骨质疏松症。

10. 二仙益肾骨康丸

【方剂】仙茅、菟丝子、淫羊藿、熟地黄、杜仲、补骨脂、山茱萸、枸杞子、山药、黄芪、附子（制）各 10 克。

【用法】将上药共研成末，制成药丸，口服，每日 2 次，每次 6 克，3 个月为 1 个疗程。

【功用】滋阴补肾，养肝补脾。

【适应证】骨质疏松症（肾阳亏虚型）。

## 第十二节 静脉曲张

静脉曲张是一种因血液淤滞、静脉壁薄弱等因素引起的静脉扩张和变形的病症。此病可发生在身体多个部位，但下肢静脉曲张最为常见，主要症状包括腿部肿胀、疼痛、沉重感和可见的扭曲静脉。

静脉曲张的发生与遗传因素、性别（女性更易患病）、年龄（老年人风险增加）以及生活方式（如长时间站立、缺乏运动等）密切相关。预防和治疗方法包括保持适当体重、穿戴弹力袜、定期锻炼及必要时进行医疗干预。

静脉曲张的病因和发病机制涉及多个方面，其中潜在机制包括静脉壁先天发育不良和引起静脉压力增高的各种因素，两者相互促进，最终导致静脉曲张发生。此外，静脉血液淤滞也是导致曲张的重要因素。

### 1. 补阳还五汤

【方剂】黄芪20～50克，当归10克，赤芍8克，地龙、川芎、桃仁、红花各6克。

【用法】水煎服，每日1剂。

【功用】补气活血。

【适应证】下肢静脉曲张。

### 2. 升气活血汤

【方剂】黄芪50克，升麻、柴胡、葛根、赤芍、红花、川芎、牡丹皮、白芷、甘草各20克，生地30克，苦杏仁15克。

【用法】水煎服,每日 1 剂。

【功用】活血理气。

【适应证】下肢静脉曲张。

### 3. 白藓皮马齿苋

【方剂】白藓皮、马齿苋、苦参各 30 克,苍术、黄柏各 15 克。

【用法】将上药用纱布包扎好,加水煎煮后,过滤去渣,趁热熏洗患处,每日 1～2 次,每次 1 小时。

【功用】清热解毒,凉血止血。

【适应证】静脉曲张。

### 4. 静脉曲张舒缓汤

【方剂】炙黄芪 15～30 克,党参、当归、柴胡、川牛膝、桃仁、红花、牡丹皮、山栀衣、宣木瓜、川芎、白芍、茯苓、炒白术各 10 克,熟地 15 克,桔梗、升麻、陈皮、甘草各 6 克。

【用法】水煎 2 次,每日 1 剂,分 3 次服,30 剂为 1 个疗程。

【功用】益脾升气,活血通脉。

【适应证】下肢静脉曲张。

### 5. 活血渗湿汤加减方

【方剂】丹参、赤芍、当归、金银花各 15 克,黄芩、桃仁各 12 克,独活、甘草各 6 克。

【用法】水煎服,每日 1 剂。

【功用】渗湿利水,助力祛湿。

【适应证】下肢静脉曲张。

## 第十三节 慢性胆囊炎

慢性胆囊炎是由于急性或亚急性胆囊炎反复发作，或者长期存在的胆囊结石所导致的胆囊功能异常。其发病机制主要与胆囊管或胆总管梗阻有关，梗阻使得胆汁无法正常排出，从而导致胆囊内胆汁淤积和细菌感染。

根据胆囊内是否存在结石，胆囊炎可分为结石性胆囊炎和非结石性胆囊炎。结石性胆囊炎多由结石嵌顿及肠道细菌入侵所致，疼痛放射到右肩、肩胛和背部，伴有恶心、呕吐、厌食、便秘等消化道症状；非结石性胆囊炎是由细菌、病毒感染或胆盐与胰酶等因素引起。

慢性胆囊炎的主要诱发因素包括暴饮暴食、摄入油腻食品、肥胖、脂肪肝、缺乏运动、不吃早餐以及家族性胆囊结石等。约70%的慢性胆囊炎患者没有明显症状，较为常见的表现为反复发作的右上腹不适或疼痛，尤其是在饱餐或进食油腻食物后，患者可能有腹胀、腹痛等不适感。

### 1. 利胆和胃汤

【方剂】淡竹茹、赤茯苓、黄芩、碧玉散（滑石、甘草、青黛）各7克，青蒿脑、仙半夏、生枳壳、广陈皮、白术各6克，泽泻16克。

【用法】每日1剂，每日分3次，温服，7剂为1个疗程。

【功用】利胆和胃，清热燥湿。

【适应证】慢性胆囊炎。

### 2. 清热止痛汤

【方剂】郁金、黄芩、栀子、木香、鸡内金、川楝子、延胡索、佛手、白术各13克，金钱草、枳壳、山楂各28克。

【用法】水煎服，每日1剂，每日2次，早晚分服。

【功用】清热止痛，清肝利胆。

【适应证】慢性胆囊炎。

### 3. 温阳化火汤

【方剂】黄芩、党参各13克，半夏11克，黄连4克，干姜、炙甘草各6克，大枣4枚。

【用法】水煎服，每日1剂，每日2次，早晚分服。

【功用】理气疏肝。

【适应证】慢性胆囊炎。

### 4. 温阳通经汤

【方剂】麦冬、北沙参、当归各7克，生地黄24克，枸杞子16克，川芎4克，白芍、川楝子、桃仁、红花各6克。

【用法】每日1剂，每日分3次，温服，7剂为1个疗程。

【功用】活血化瘀，滋补阴津。

【适应证】慢性胆囊炎。

### 5. 利胆清热汤

【方剂】茵陈50克，柴胡、马齿苋、金银花、川楝子、玄胡各16克。

【用法】水煎服，每日1剂，每日2次，早晚分服。

【功用】利胆清热，疏肝解郁。

【适应证】慢性胆囊炎。

### 6. 养血缓急汤

【方剂】枳实、茵陈、金钱草、郁金各 16 克，柴胡 11 克，延胡索 13 克，黄芩、栀子各 7 克，大黄 4 克，白芍 28 克，川楝子、甘草各 6 克。

【用法】水煎服，每日 1 剂，加水 400 毫升，煎至 200 毫升，每日 2 次，早晚分服。

【功用】理气活血，疏利肝胆。

【适应证】慢性胆囊炎。

### 7. 调节寒热汤

【方剂】黄芩、干姜、法半夏各 11 克，党参 16 克，大枣 4 枚，黄连、炙甘草各 6 克。

【用法】水煎服，每日 1 剂，每日 2 次，早晚分服。

【功用】通降气机，调节寒热。

【适应证】慢性胆囊炎。

### 8. 清胆调气汤

【方剂】柴胡 24 克，天花粉 11 克，黄芩、桂枝、牡蛎、炙甘草、干姜、黄连、人参各 7 克。

【用法】每日 1 剂，每日分 3 次，温服，7 剂为 1 个疗程。

【功用】调气清胆，兼以温阳。

【适应证】慢性胆囊炎。

### 9. 健脾降逆汤

【方剂】大黄、枳实（炙）各 10 克，柴胡、黄芩各 7 克，白芍、木香、白术各 11 克，半夏、川楝子各 13 克，赭石 6 克，鸡内金 18 克，延胡索 16 克，金钱草 28 克。

【用法】水煎服，每日 1 剂，每日 2 次，早晚分服。

【功用】健脾降逆止痛，疏肝利胆解郁。

【适应证】慢性胆囊炎。

# 第十四节 肾病综合征

肾病综合征是由不同病因及病理改变的肾小球疾病构成的临床综合征。此病常表现为大量蛋白尿、高度水肿、高脂血症及低蛋白血症等典型症状。同时还可能引起肾功能损害、细菌感染、蛋白质及代谢紊乱等情况。

肾病综合征通常是由肾小球损伤引起。当血液流经肾脏时，肾小球负责过滤血液，将身体所需的物质与不需要的废物分开。健康的肾小球能够有效维持体内所需的蛋白质含量，当肾小球受损时，将会导致过多的血浆蛋白渗入尿液，从而引发肾病综合征。

肾病综合征的发病率在老年人、糖尿病患者、肿瘤患者以及妊娠女性中呈增长趋势。这一病症可以影响所有年龄段的人群，从儿童到中老年人均可发病，尤其是在免疫力低下的人群中更为常见。

1. 苓消汤

【方剂】茯苓15克，阿胶（烊化）10克，泽泻、金樱子各12克。

【用法】水煎至200毫升，每日1剂，每日分3次口服。

【功用】补益脾肾，养阴利水。

【适应证】脾气虚弱、肾阳亏损所致的肾病综合征。

2. 益肾健脾汤

【方剂】黄芪12克，甘草4克，党参、炒白术、炒山药、茯苓、泽泻、石韦、野山楂、丹参、茱萸肉各9克。

【用法】水煎服，每日1剂。

【功用】益肾健脾，利湿消肿。

【适应证】慢性肾炎日久不愈及肾病综合征。

3. 清养利肾方

【方剂】白芍、金银花、连翘、生地黄各20克，黄芩、炙甘草各10克，玄参15克，赤芍、丹参、石韦各30克。

【用法】水煎服，每日1剂。

【功用】清热解毒，凉血散瘀。

【适应证】肾病综合征。

4. 健脾补肾汤

【方剂】生黄芪30克，当归5克，旱莲草、山药、山茱萸、淫羊藿、石韦、萹蓄各10克，猪苓、茯苓各15克，芡实、金樱子、栀子各6克。

【用法】水煎服，每日1剂。

【功用】补益脾肾，益气活血。

【适应证】肾病综合征。

5. 补血二丹汤

【方剂】黄芪30~60克，当归10~15克，丹参10~60克，牡丹皮10~30克，赤芍10~30克。

【用法】水煎服，每日1剂。

【功用】益气活血，健脾补肾。

【适应证】肾病综合征。

6. 附子茯苓汤

【方剂】附子、茯苓、薏苡仁各30克，淫羊藿15克，干姜10克。

【用法】每日1剂，每日分3次煎服。

【功用】温肾，健脾，利水。

【适应证】肾病综合征脾肾阳虚所致水肿。

7. 温肾通利汤

【方剂】党参12克，附片、茯苓、猪苓、炒白术、淫羊藿、生地黄、丹皮各9克，荠菜花30克，生大黄5克，泽泻20克，肉桂2克。

【用法】水煎服，每剂煎2次，每日1剂，每日2次，早晚分服。

【功用】温肾通利，利水消肿。

【适应证】肾病综合征。

8. 调补气血阴阳方

【方剂】茯苓、猪苓各20克，淫羊藿、红景天各15克，羌活、益智仁、太子参、灵芝、菟丝子各10克。

【用法】水煎服，每日1剂。

【功用】温肾健脾，扶正补虚。

【适应证】肾病综合征。

9. 滋肾解毒化瘀汤

【方剂】黄柏12克，积雪草、地骨皮、丹参、茯苓各30克，川牛膝20克，生地黄、知母、地龙各10克。

【用法】水煎服，每日1剂，每日分2次或3次，温服。

【功用】养阴解毒，活血化瘀。

【适应证】肾病综合征。